하루 한 장 치매 예방과
뇌 건강을 위한 작은 습관

사계절 예쁜 꽃 시니어 컬러링북

WG Contents Group 지음

북핀

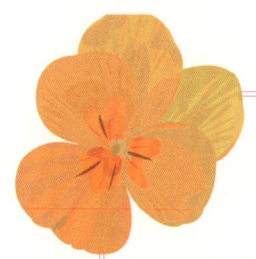

머리말

나이가 들수록 너무 쉽고 당연했던 것들이 조금씩 어렵게 느껴지는 인지 기능의 약화가 일어납니다. 노화로 인한 뇌 기능 저하와 여러 가지 외적, 내적 요인으로 발생하는 치매를 막을 수는 없지만 예방은 가능합니다.

취미활동이 이러한 인지 기능의 약화와 치매 위험을 줄이는 효과가 있다는 사실이 다양한 연구를 통해 밝혀지고 있습니다. 그중에서도 특히 손을 활용한 취미활동은 뇌 건강에 좋을 뿐만 아니라 소근육을 향상시켜 줍니다.

손을 흔히 제2의 두뇌라고 합니다. 많이 움직이고 운동할수록 두뇌를 자극하고 발달시킵니다. 호주 모나시대학교(Monash University) 연구진은 글쓰기 활동이나 그림 그리기가 치매에 걸릴 위험을 7~11% 낮춘다는 연구 결과를 발표한 바 있습니다.

수많은 두뇌활동 중에서 그림을 그리고 색칠하는 활동은 누구나 쉽게 할 수 있으면서도 그 효과가 검증된 탁월한 두뇌 활동입니다.

<사계절 예쁜 꽃 시니어 컬러링북>은 봄, 여름, 가을, 겨울에 피는 아름다운 꽃을 감상하며 색칠할 수 있는 책입니다. 컬러링북을 색칠하면서 자신만의 색깔 조합을 선택하고 그림을 완성해 가는 과정은 상상력과 창의력을 발전시키는 데 도움이 됩니다.

완성된 그림과 꽃말을 보고 제시된 그림을 따라 색칠해도 좋고, 마음에 드는 색을 골라 색칠해도 좋습니다. 그림을 완성하고 꽃 이름을 따라 쓰면서 뇌와 손의 운동 능력을 깨우고, 집중하는 시간을 통해 스트레스를 완화할 수 있습니다. 매일 조금씩이라도 시간을 내어 그림을 고르고 색칠하면서 기분 좋은 두뇌 자극을 느껴보세요.

아름다운 꽃과 함께 행복한 시간이 되시길 바랍니다.

목차

봄

1. 수선화
2. 철쭉
3. 네모필라
4. 유채꽃
5. 팬지
6. 모란
7. 튤립

여름

8. 장미
9. 해바라기
10. 나팔꽃
11. 칼라
12. 무궁화
13. 붓꽃
14. 수국

가을

15. 국화
16. 코스모스
17. 메리골드
18. 다알리아
19. 백일홍
20. 도라지꽃
21. 거베라

겨울

22. 매화
23. 크리스마스로즈
24. 동백
25. 서양란
26. 시클라멘
27. 복수초
28. 포인세티아

一 봄

수선화

자기애, 고결, 신비함

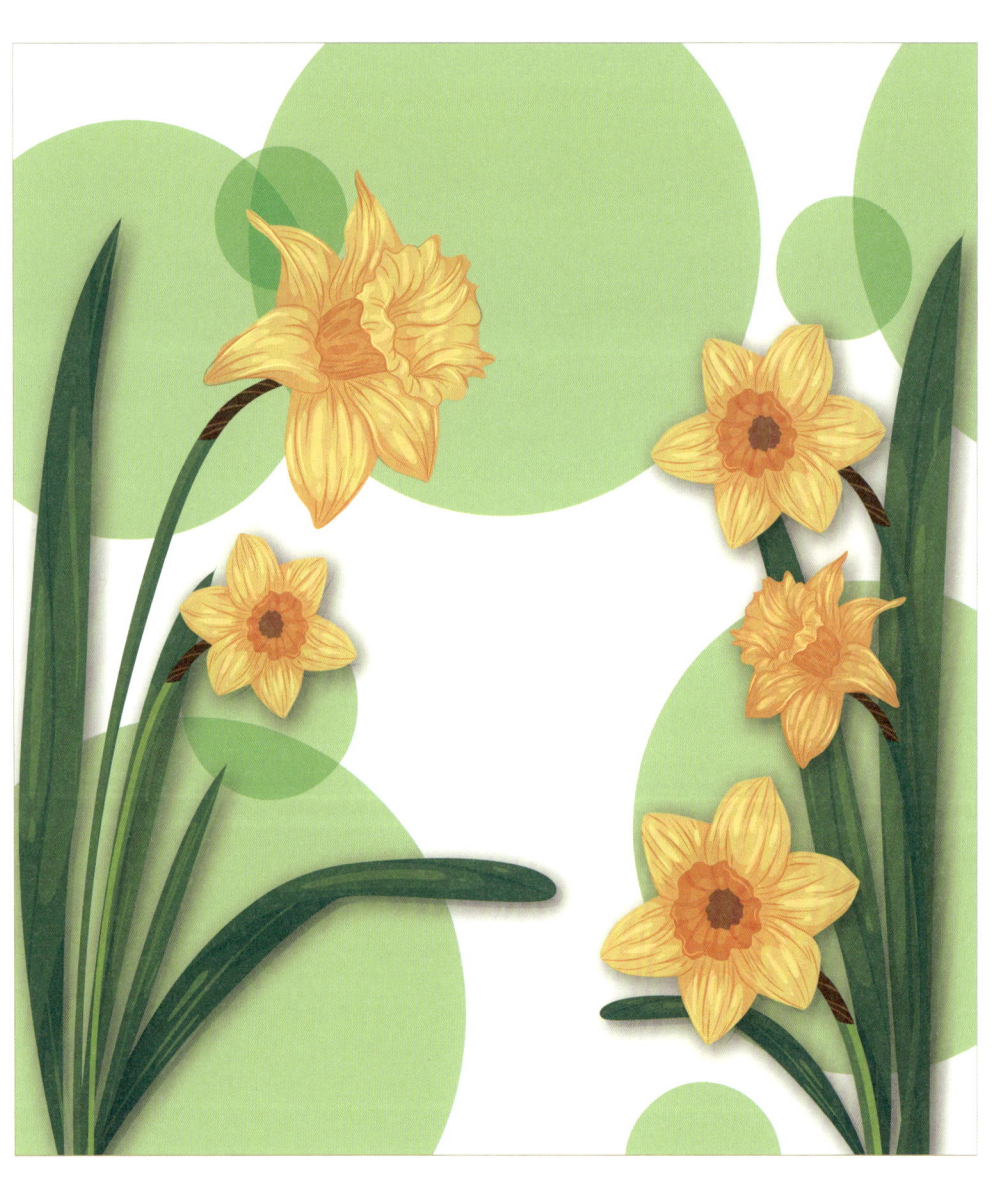

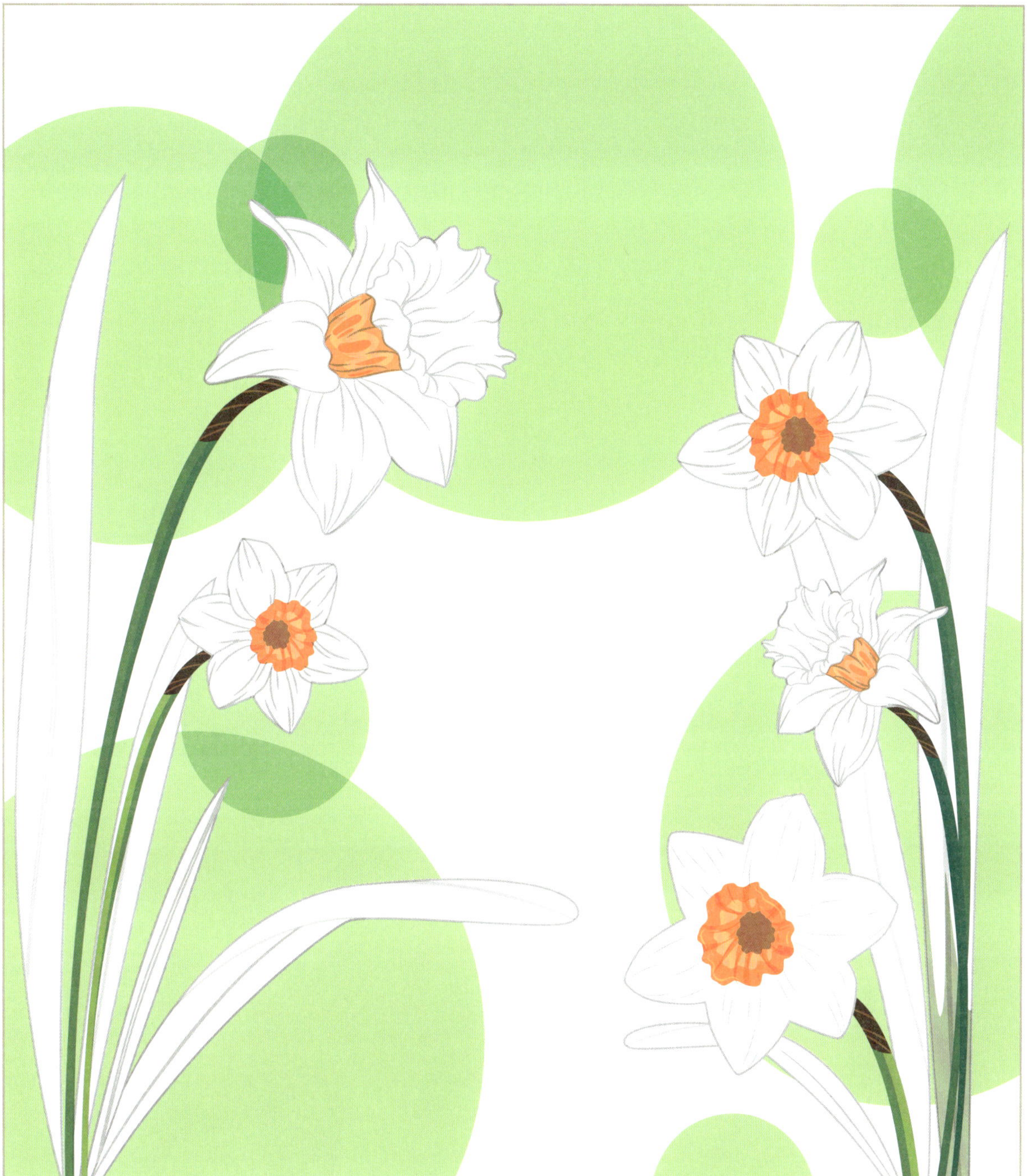

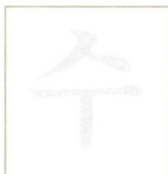 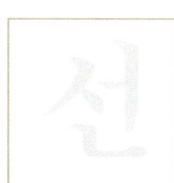 

수 선 화

― 봄

철쭉

꿈과 희망, 열정, 사랑의 즐거움

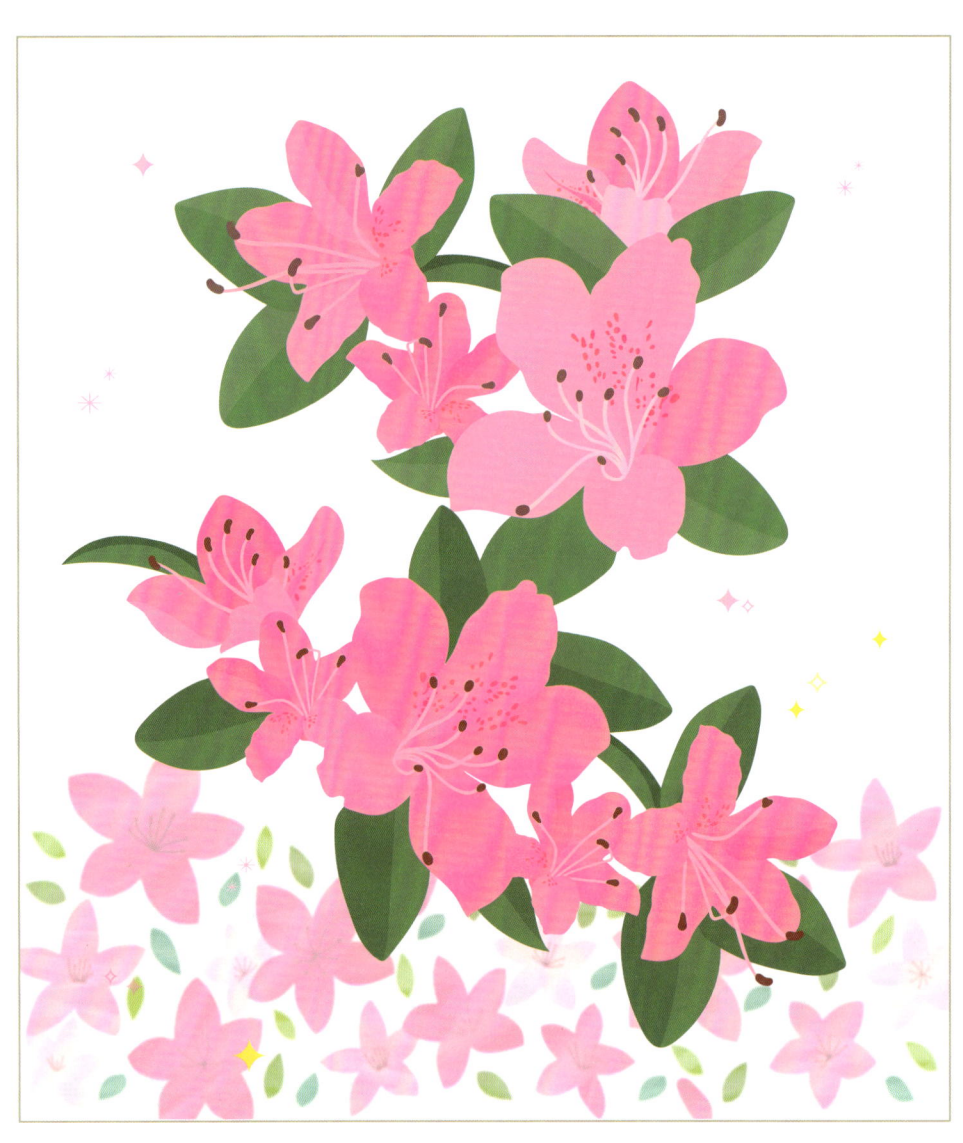

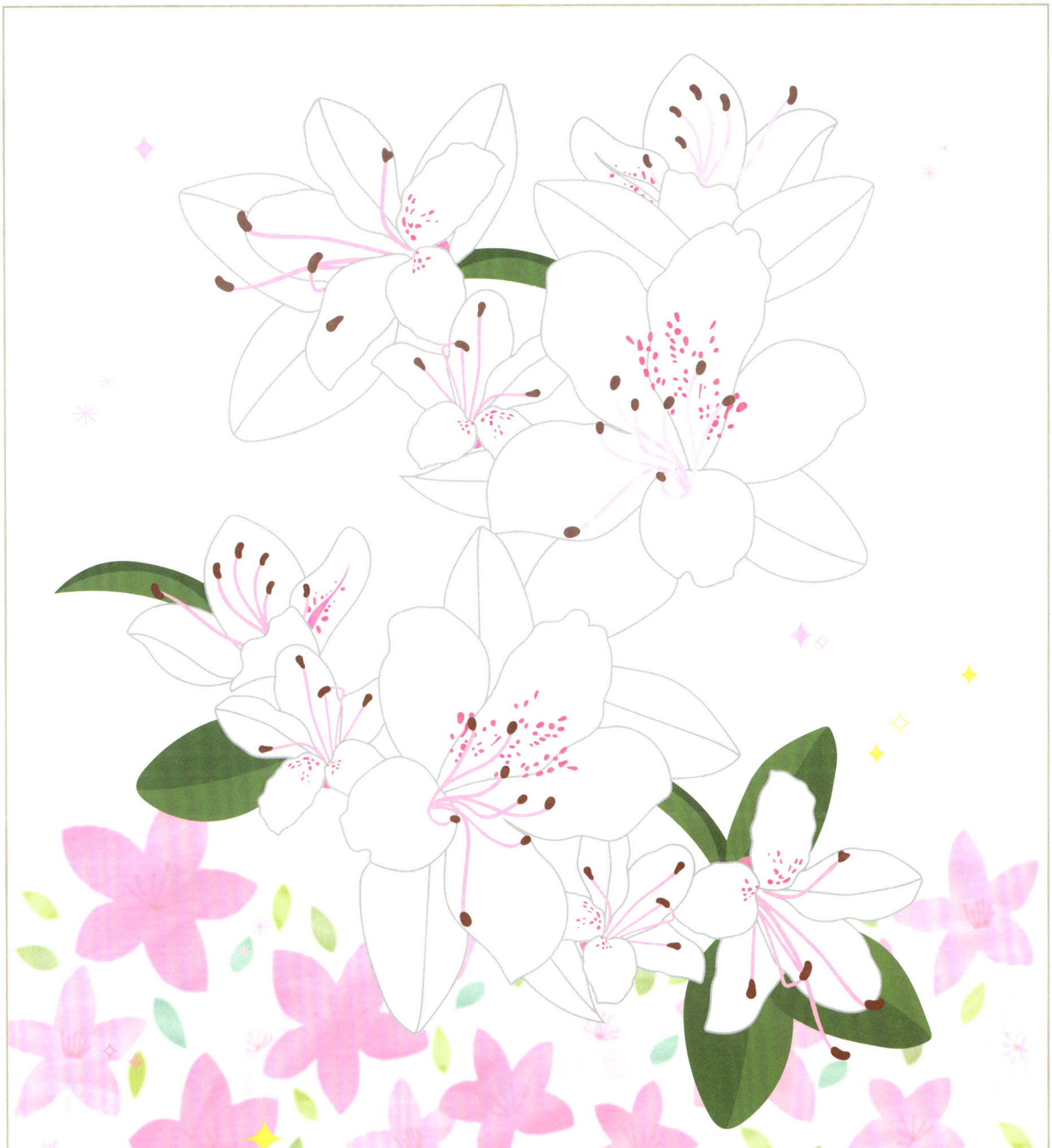

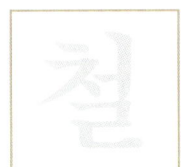 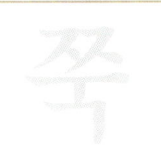

철쭉

一
봄

네모필라

애국심, 빛, 가족에 대한 배려심

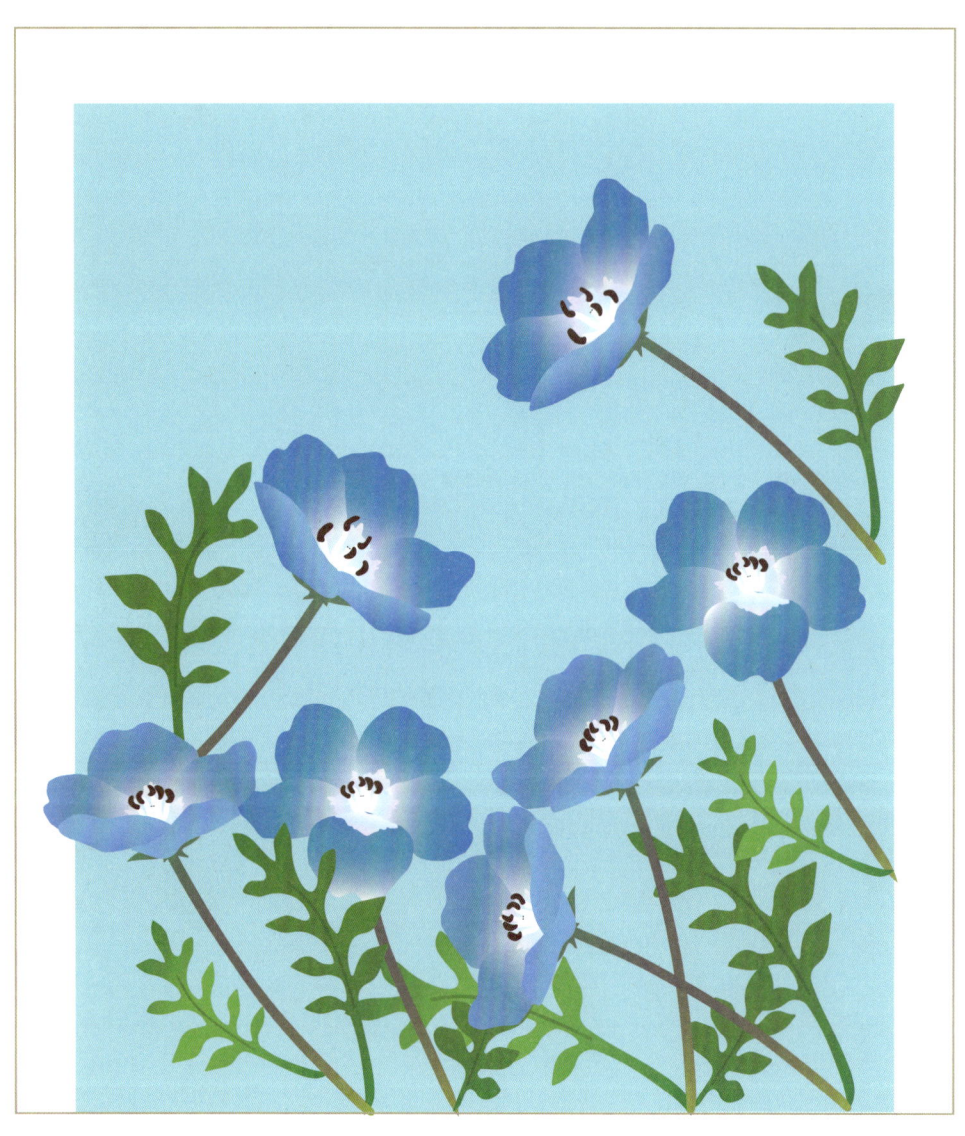

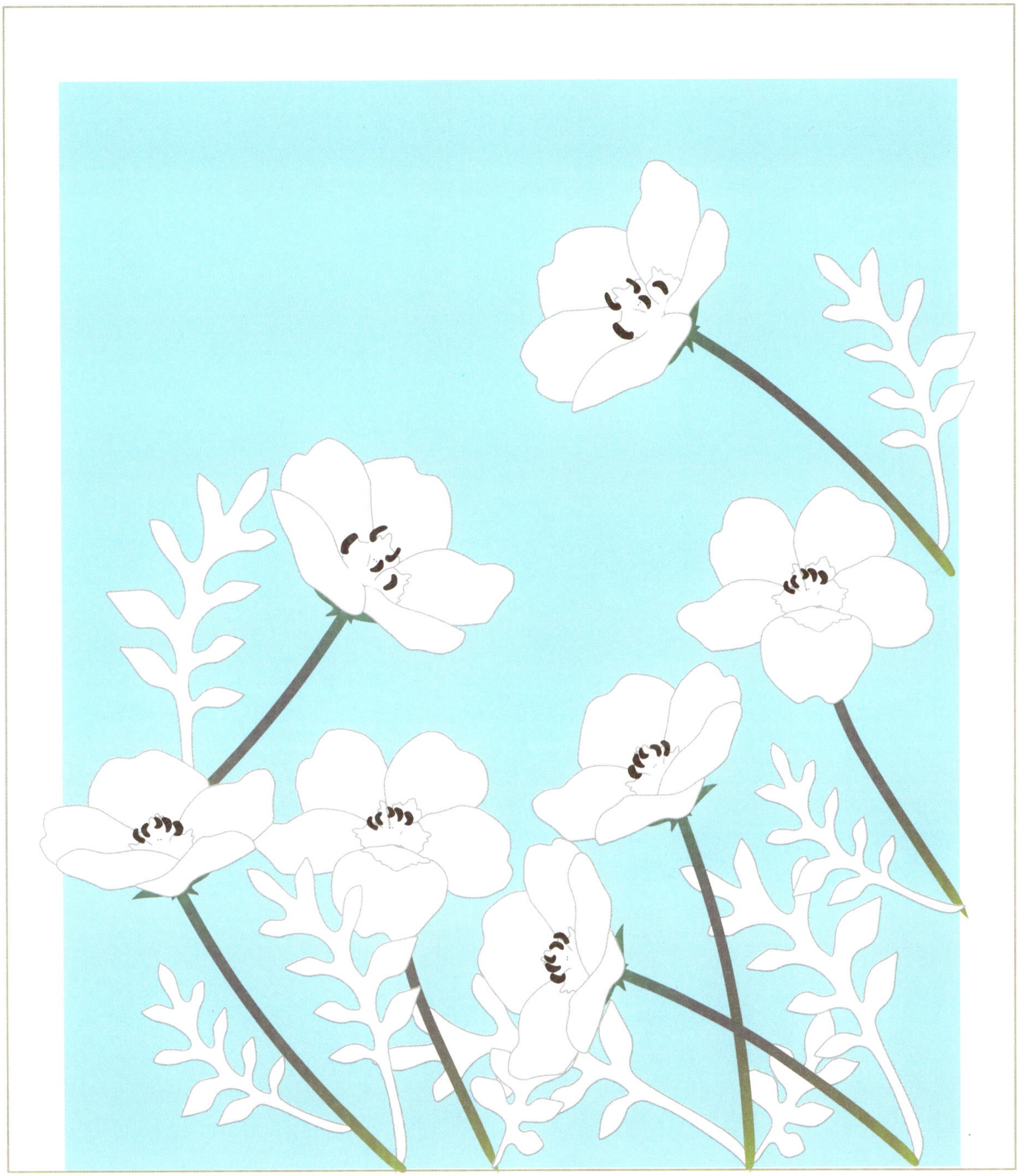

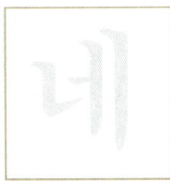  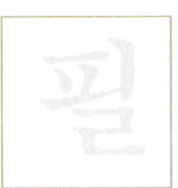 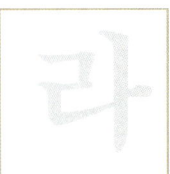

네 모 필 라

― 봄

유채꽃

명랑, 쾌활, 희망

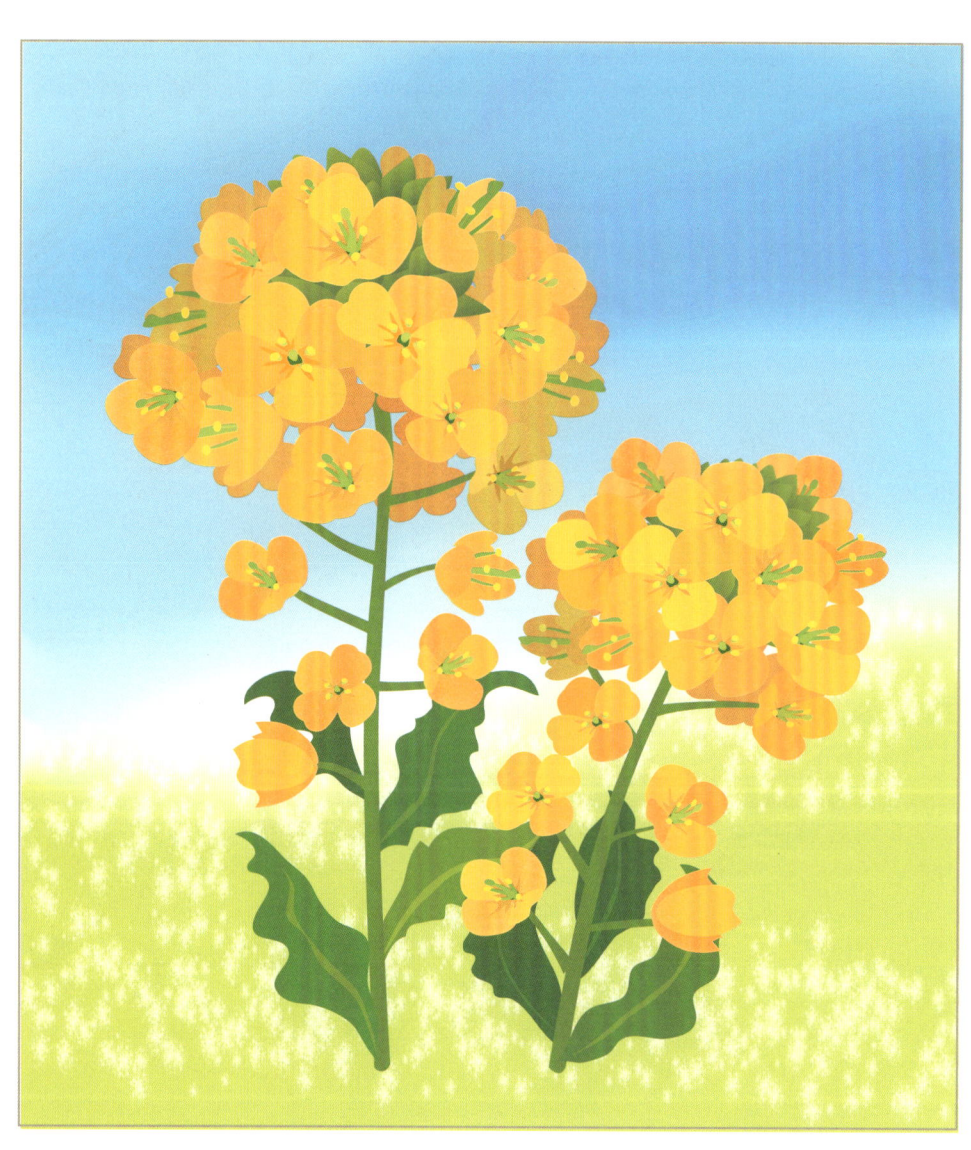

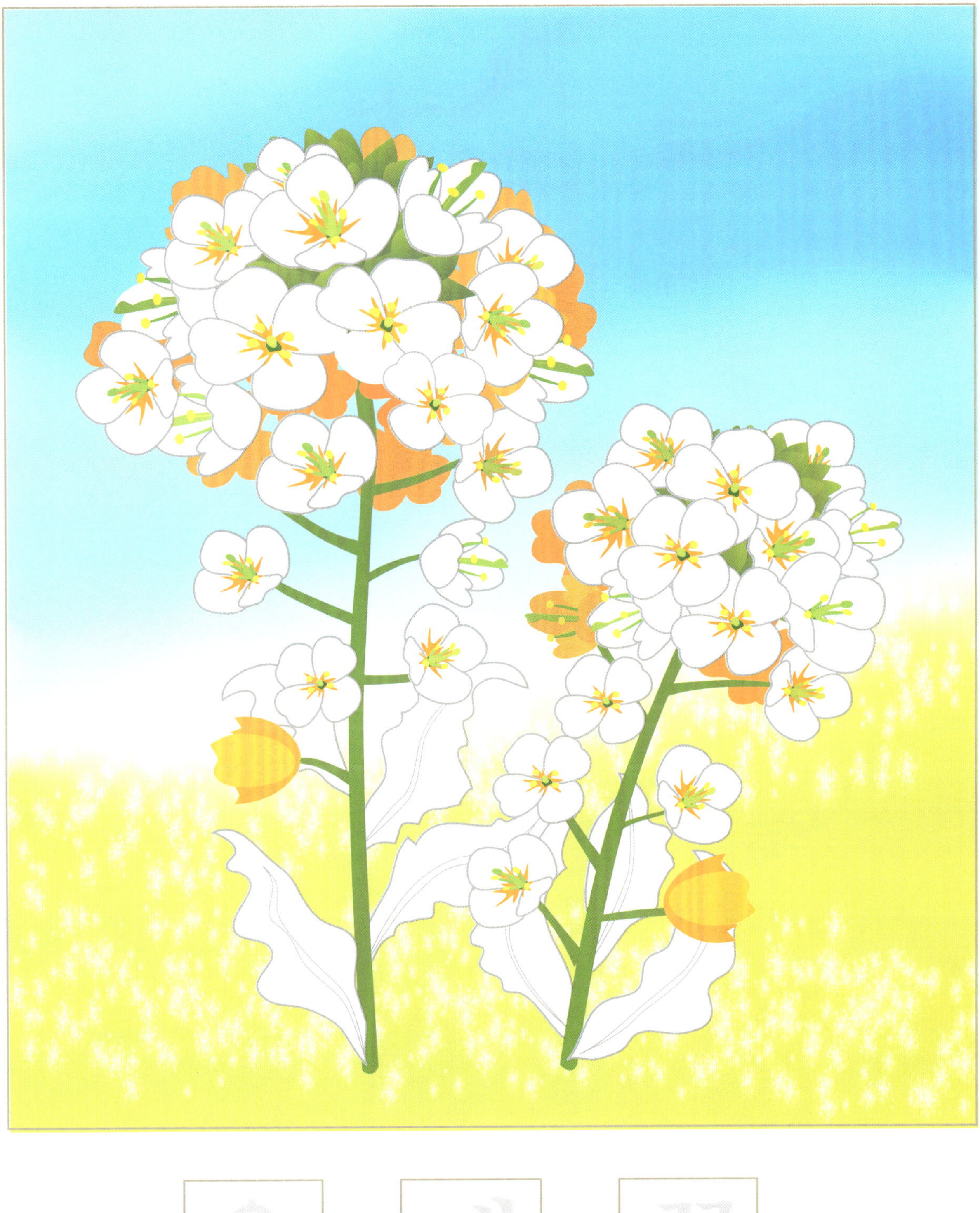

유채꽃

一 봄

팬지

나를 생각해 주세요, 사색

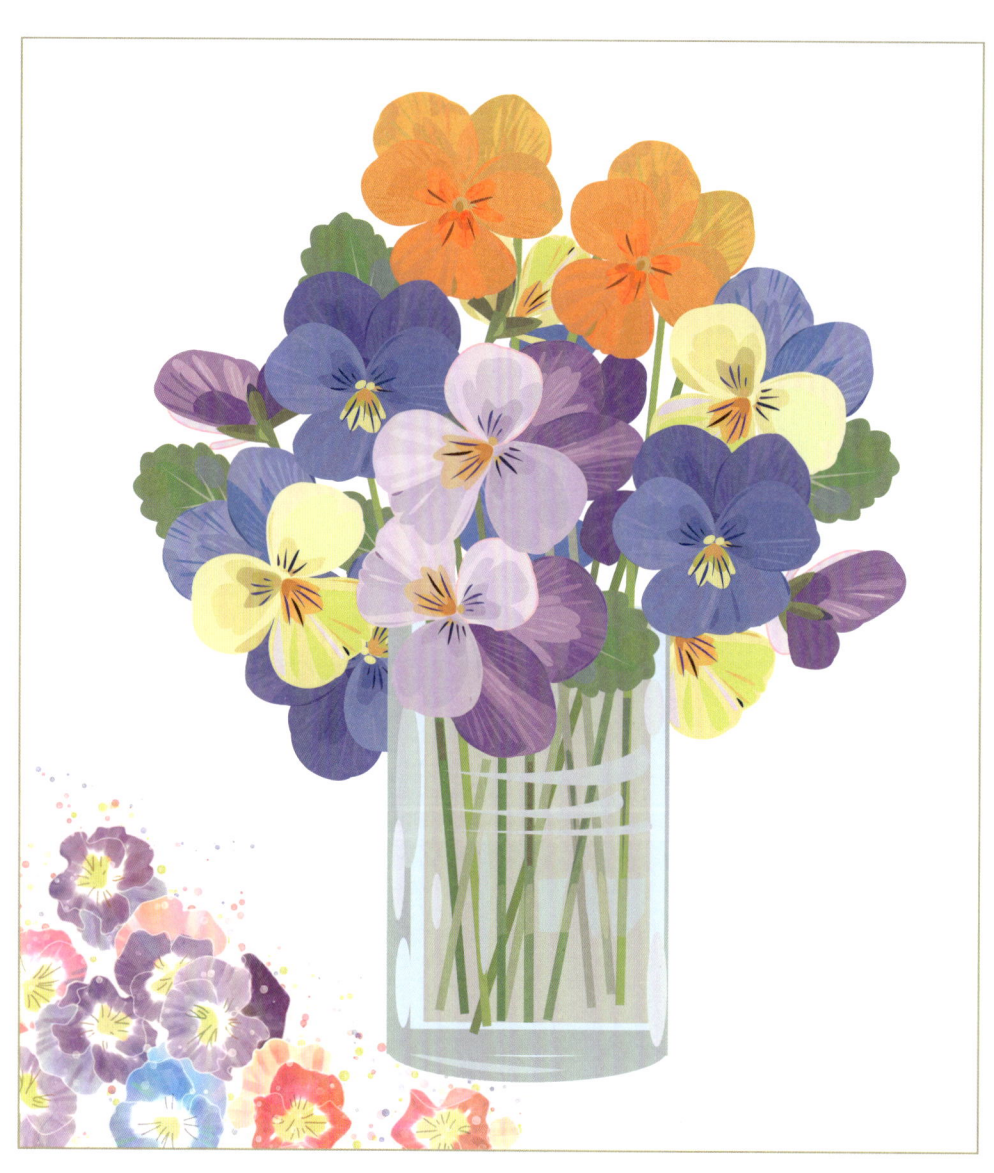

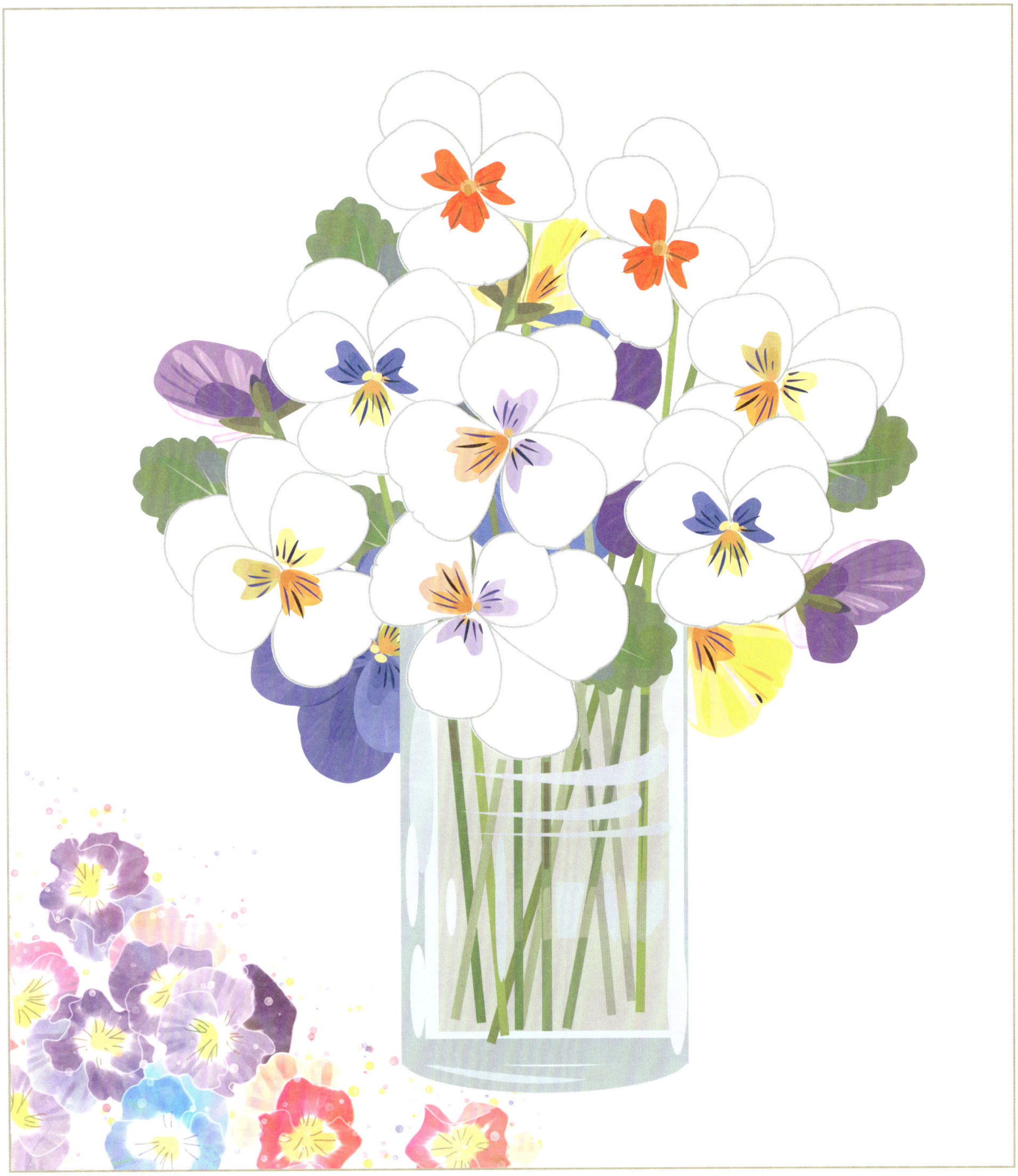

팬 지

一
봄

모란

부귀영화, 고귀함, 행복한 결혼

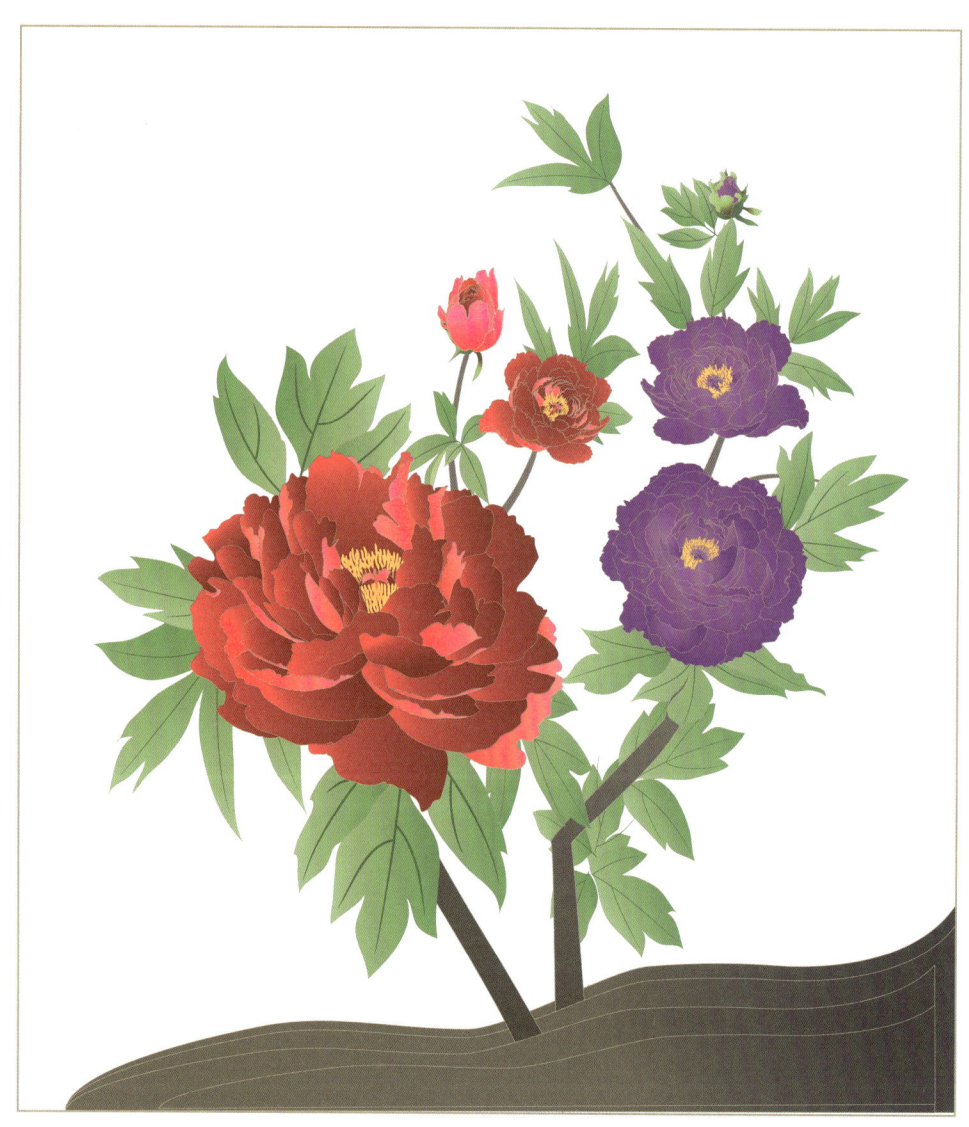

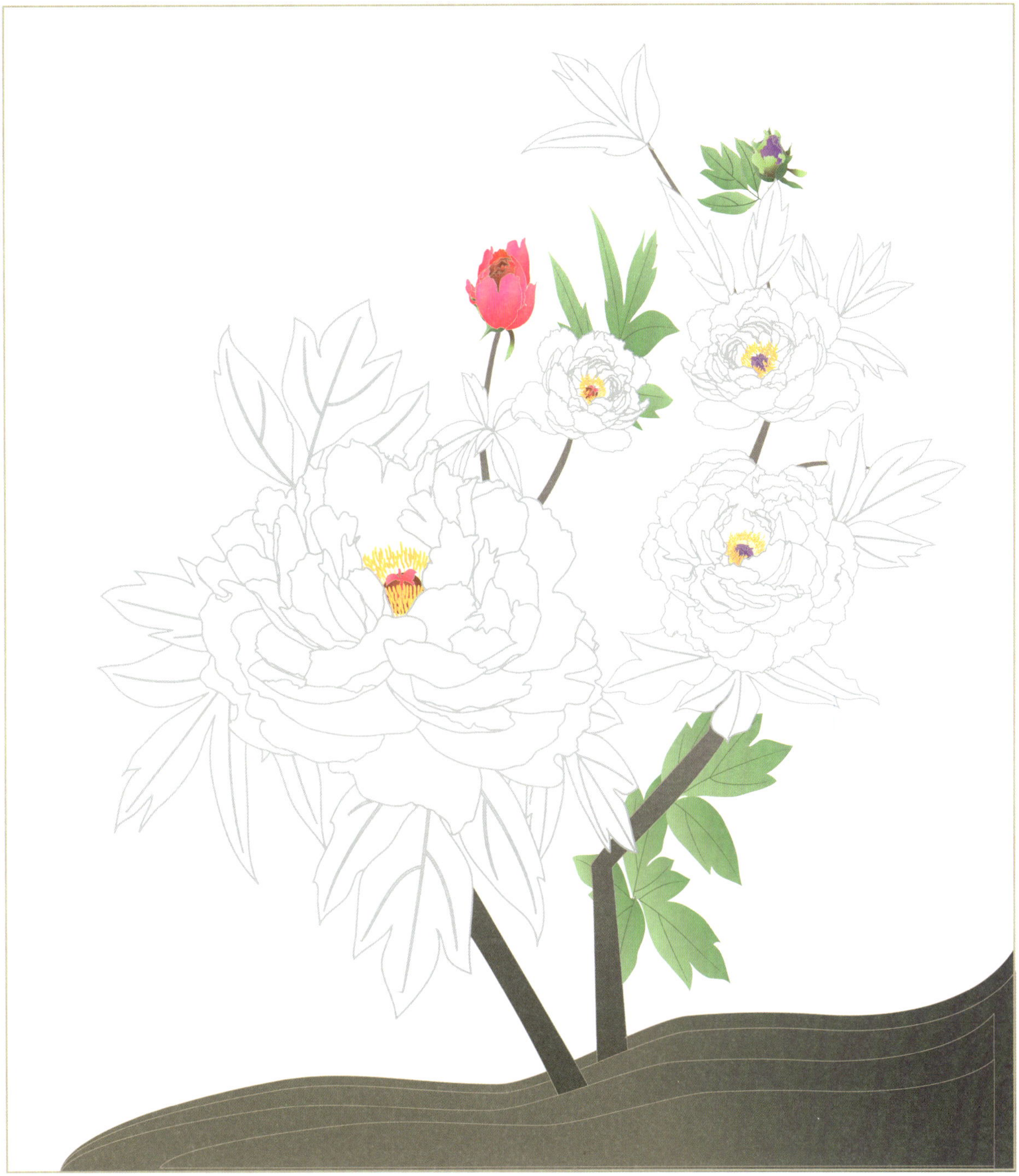

 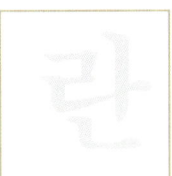

모 란

― 봄

튤립

붉은색: 사랑의 고백, **분홍색**: 애정과 배려, **노란색**: 헛된 사랑

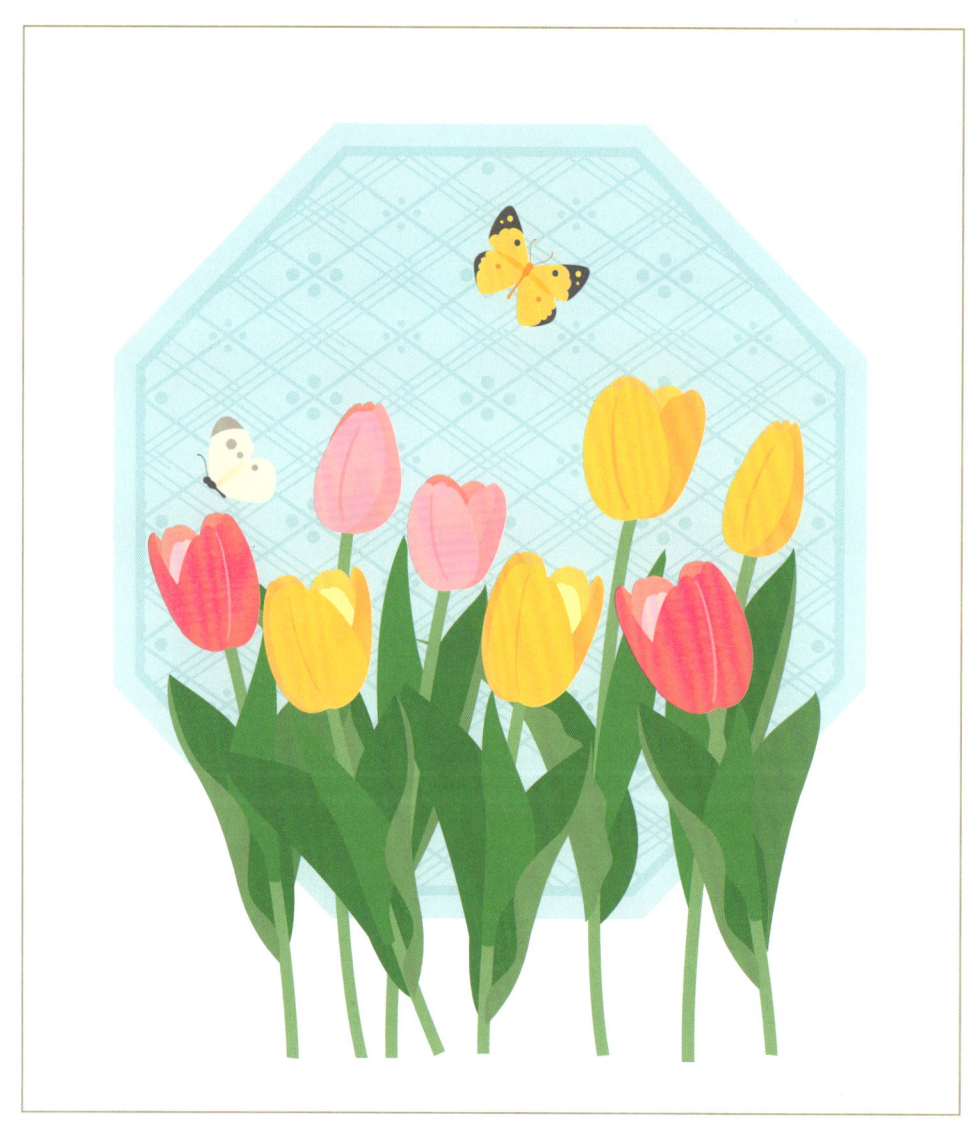

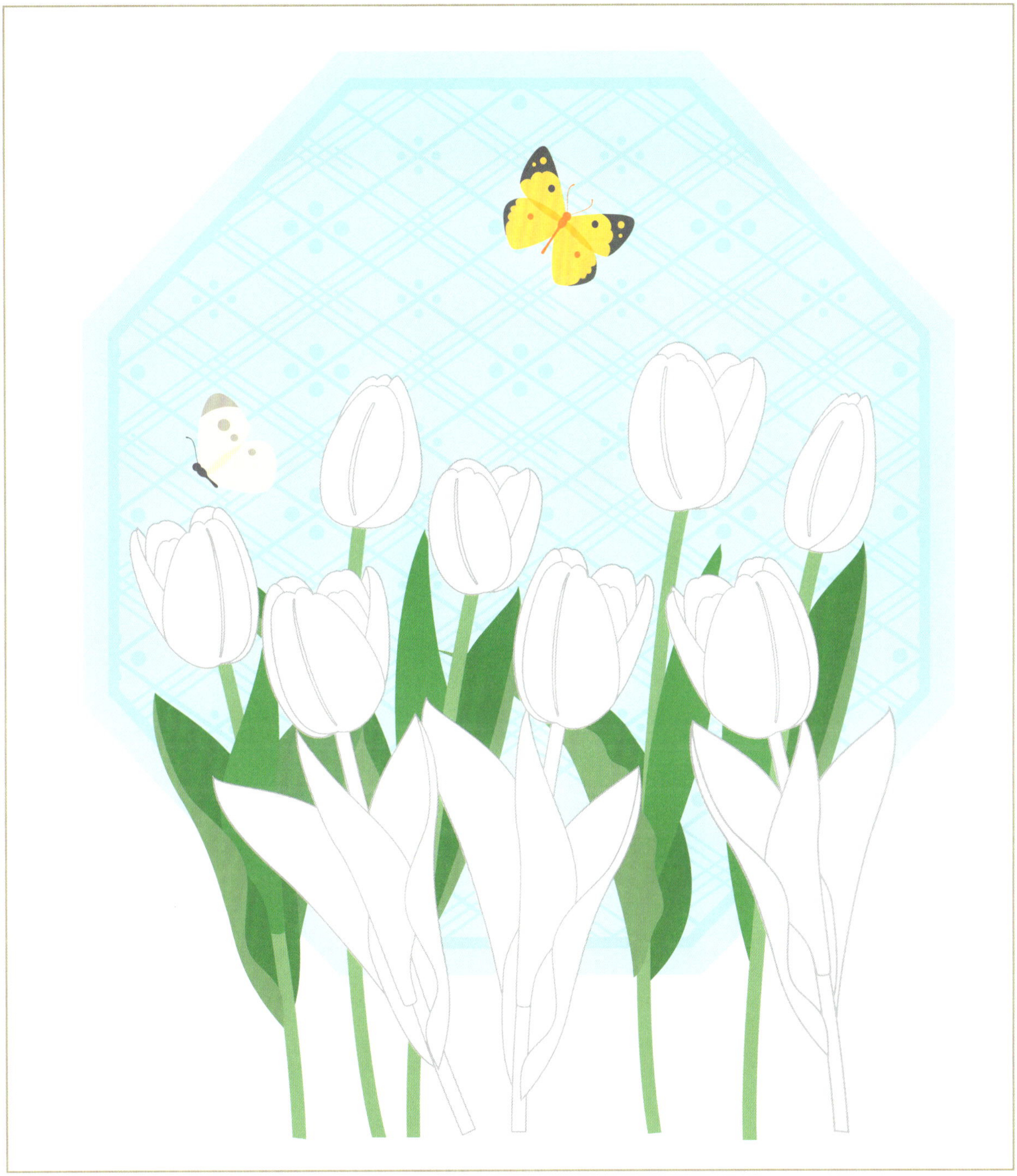

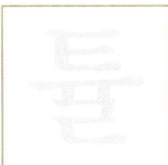 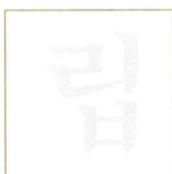

여름

장미

붉은색: 사랑, 열정, 기쁨, **분홍색**: 감사, 성실, 우아함, 사랑의 맹세, 행복한 사랑
주황색: 수줍은 사랑, 첫사랑의 고백, **보라색**: 영원한 사랑, 기품, 존경
붉은 장미 한 송이: 당신을 사랑합니다

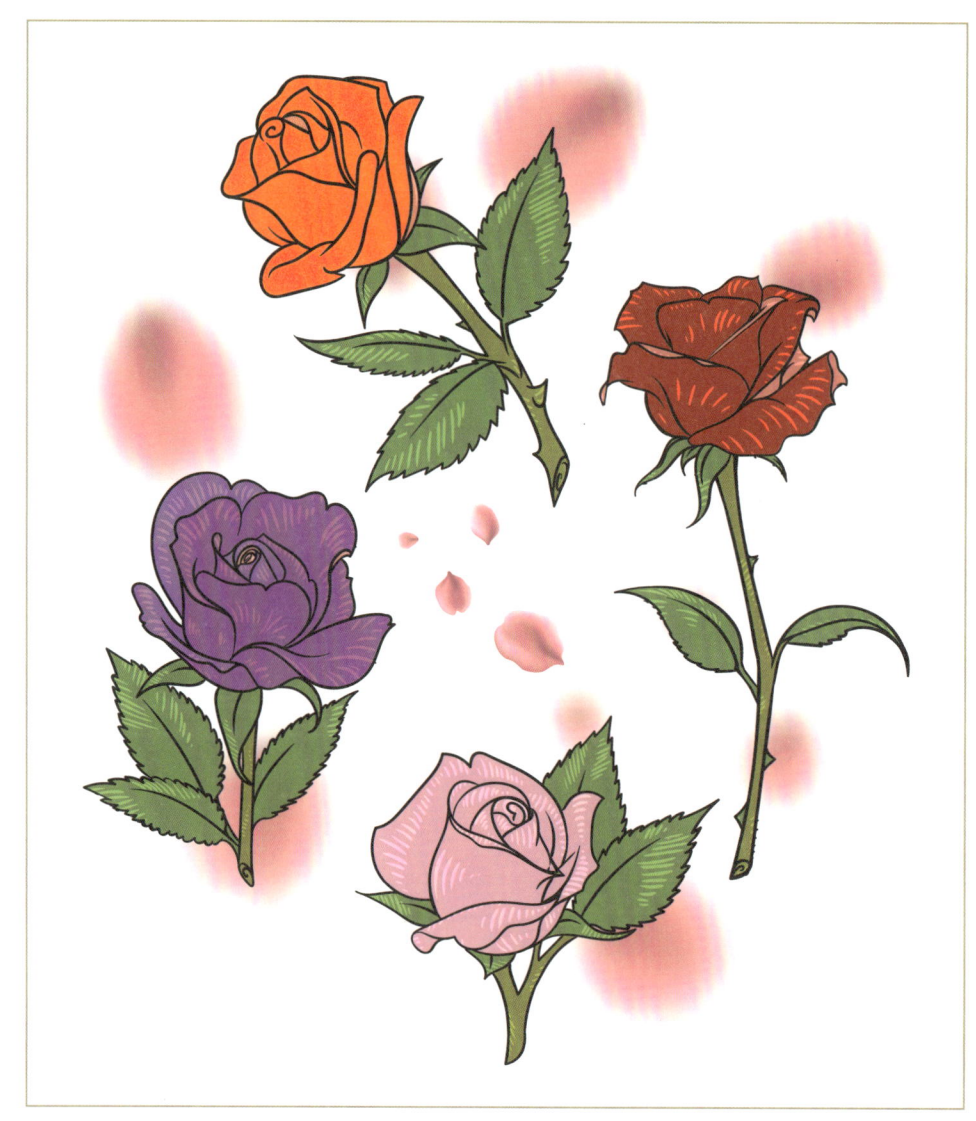

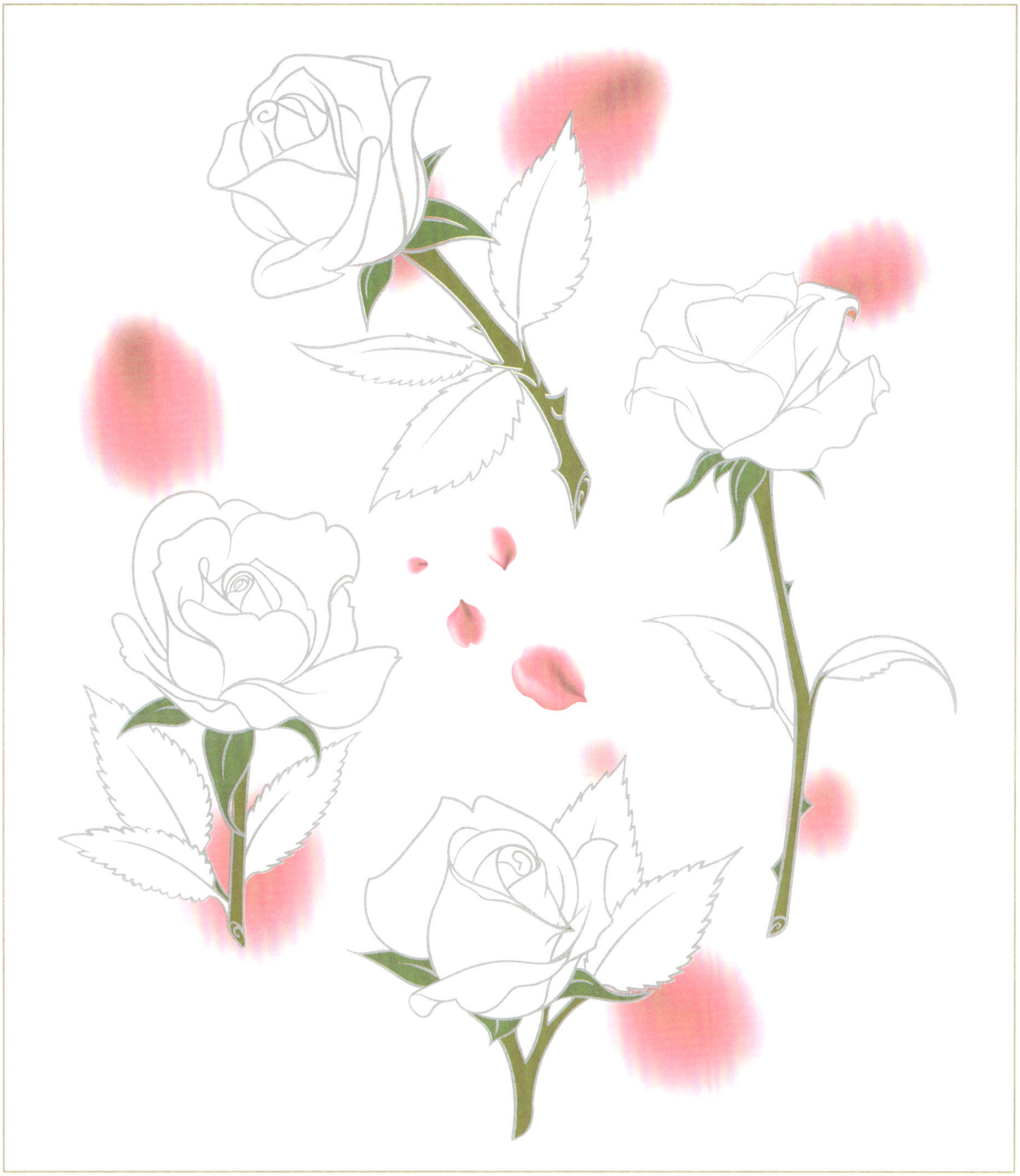

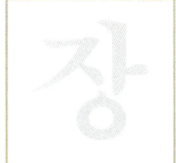 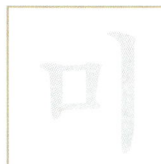

― 여름

해바라기

일편단심, 숭배, 기다림, 애모, 열정, 자부심

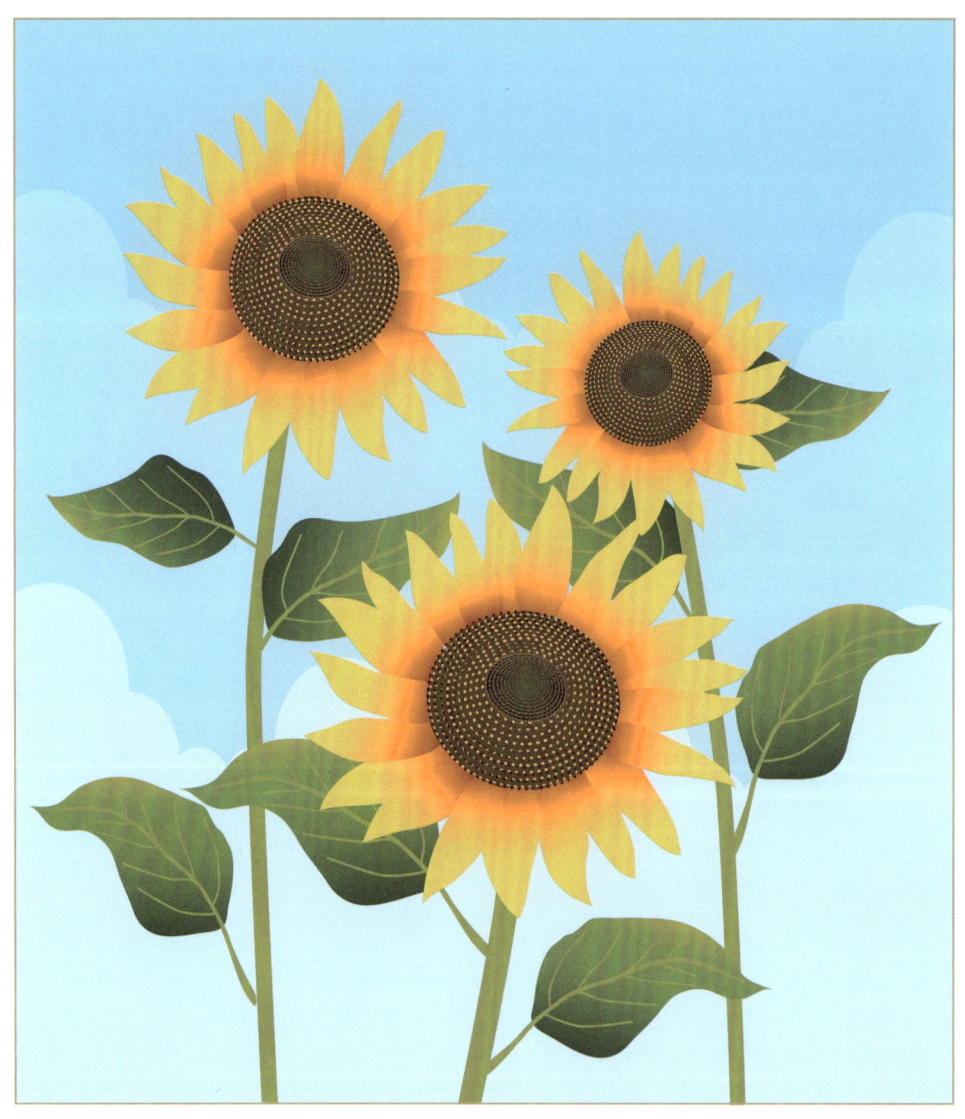

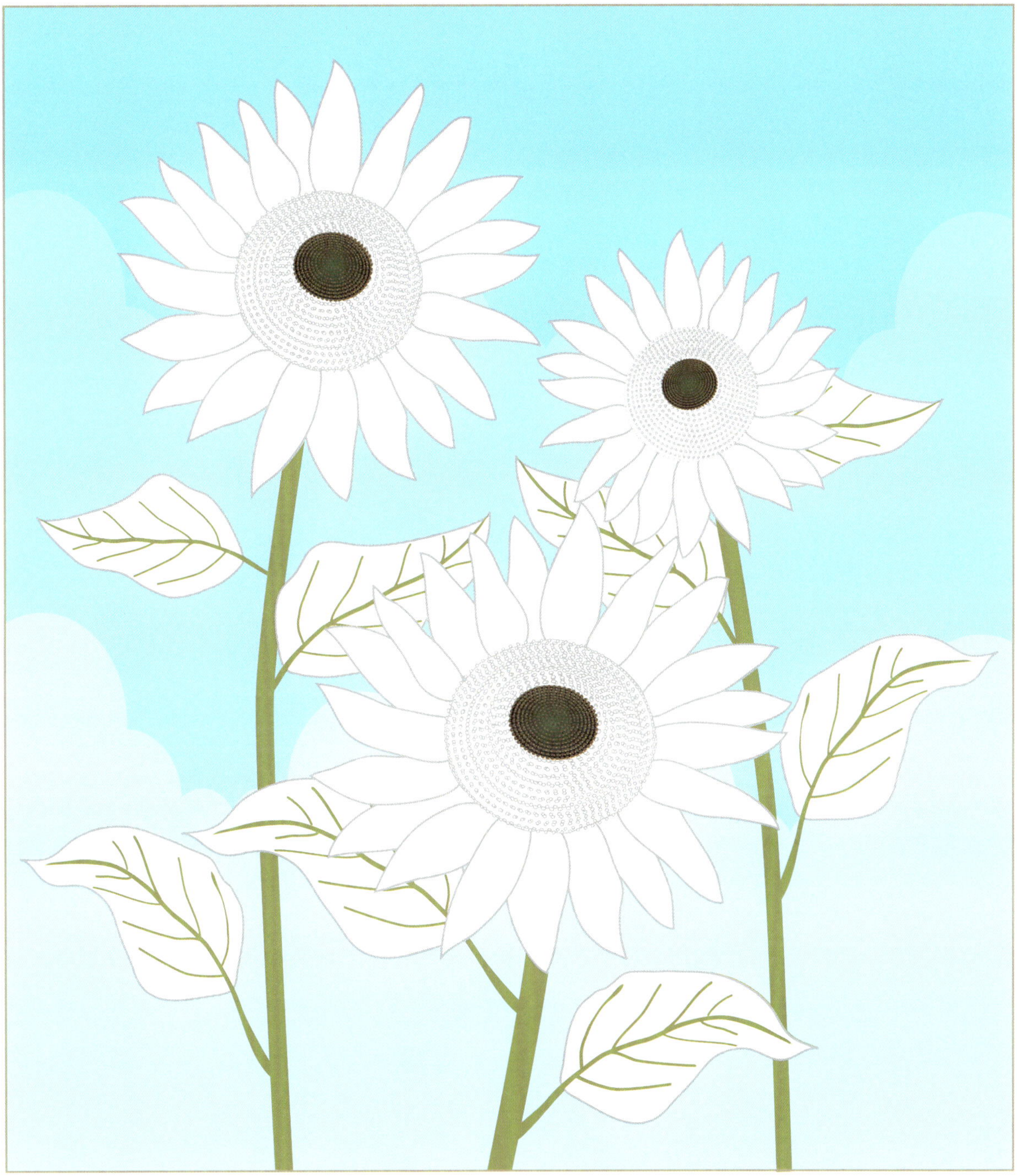

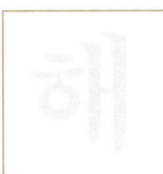 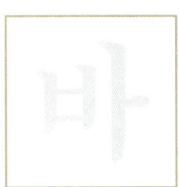 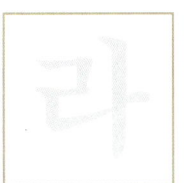 

一 여름

나팔꽃

결속, 허무한 사랑

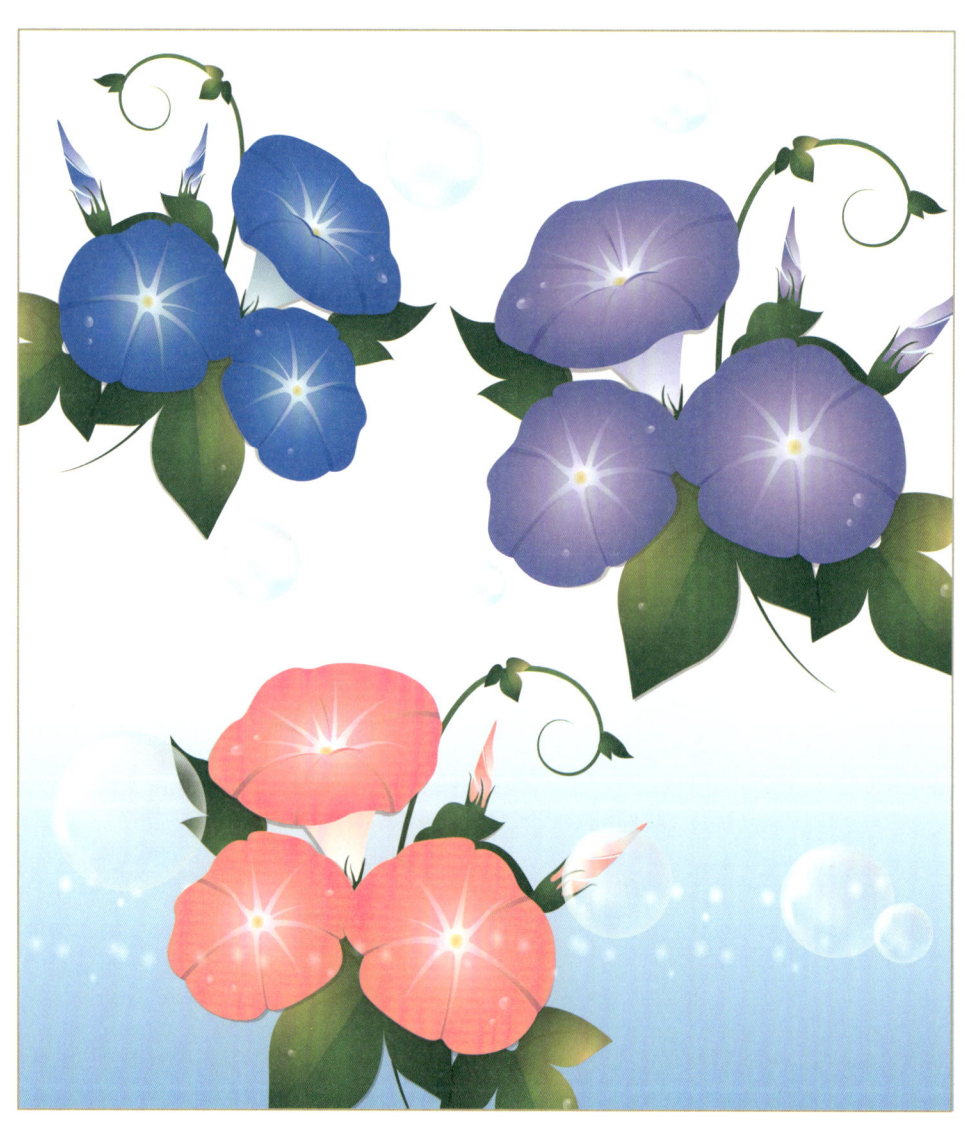

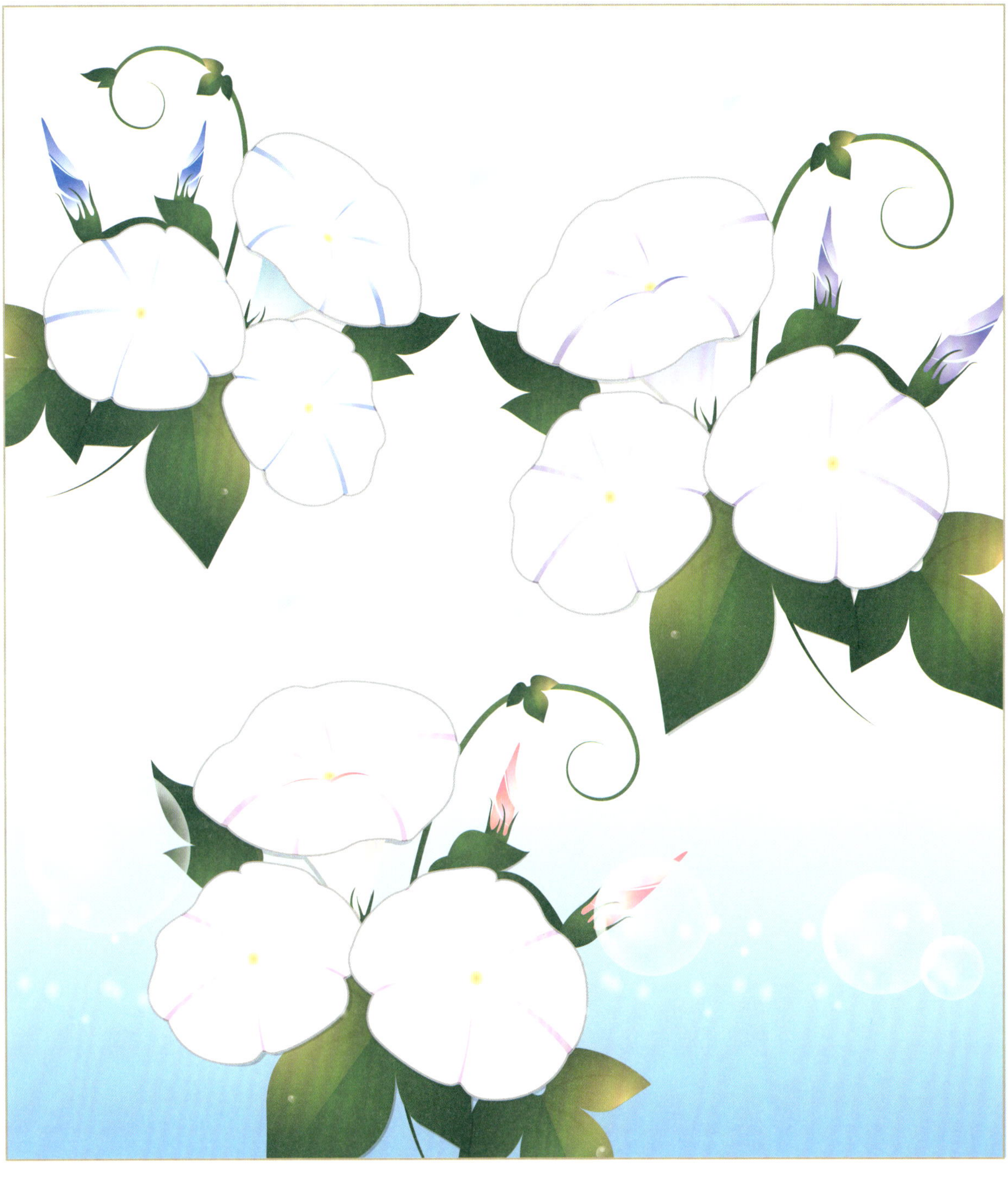

나 팔 꽃

여름

칼라

순수, 천년의 사랑, 열정
5송이: 아무리 생각해도 당신만 한 사람은 없습니다
꽃다발: 당신은 나의 행운입니다

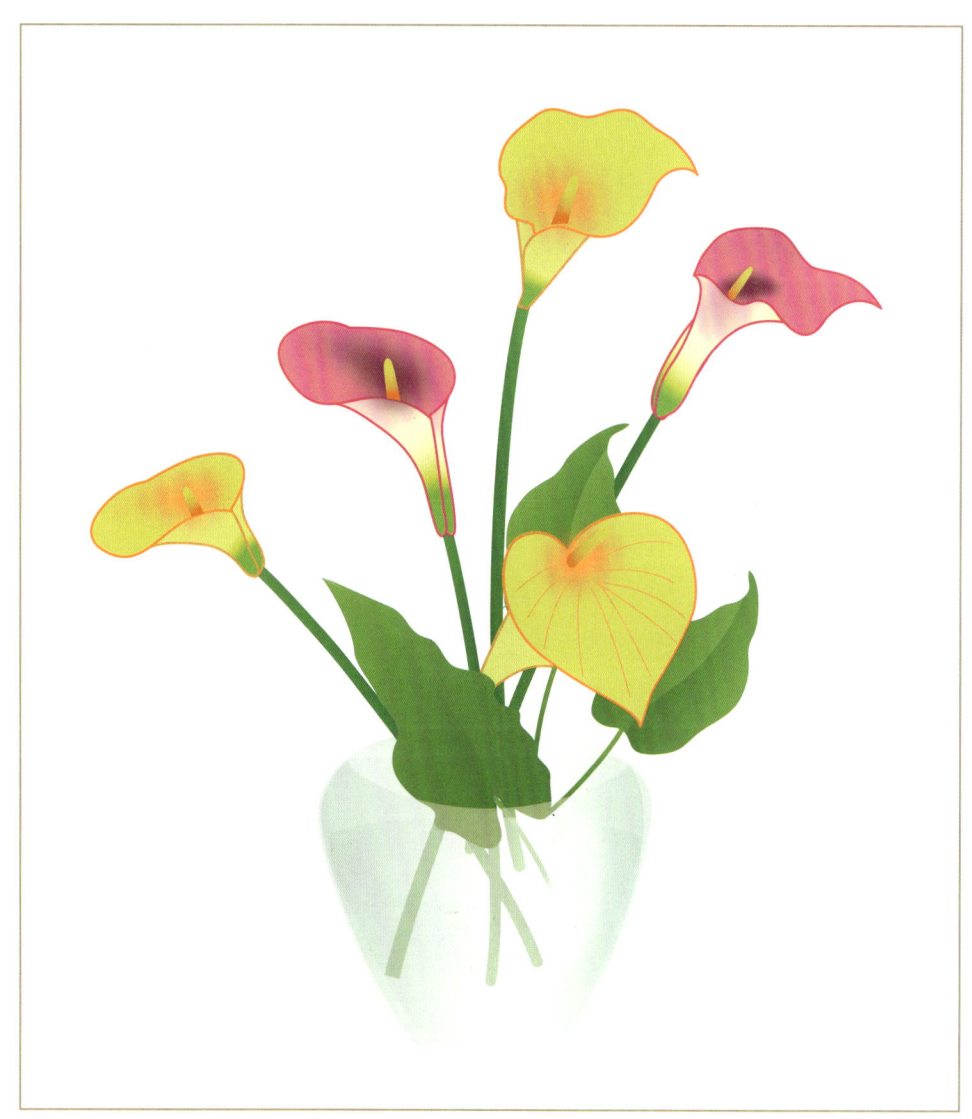

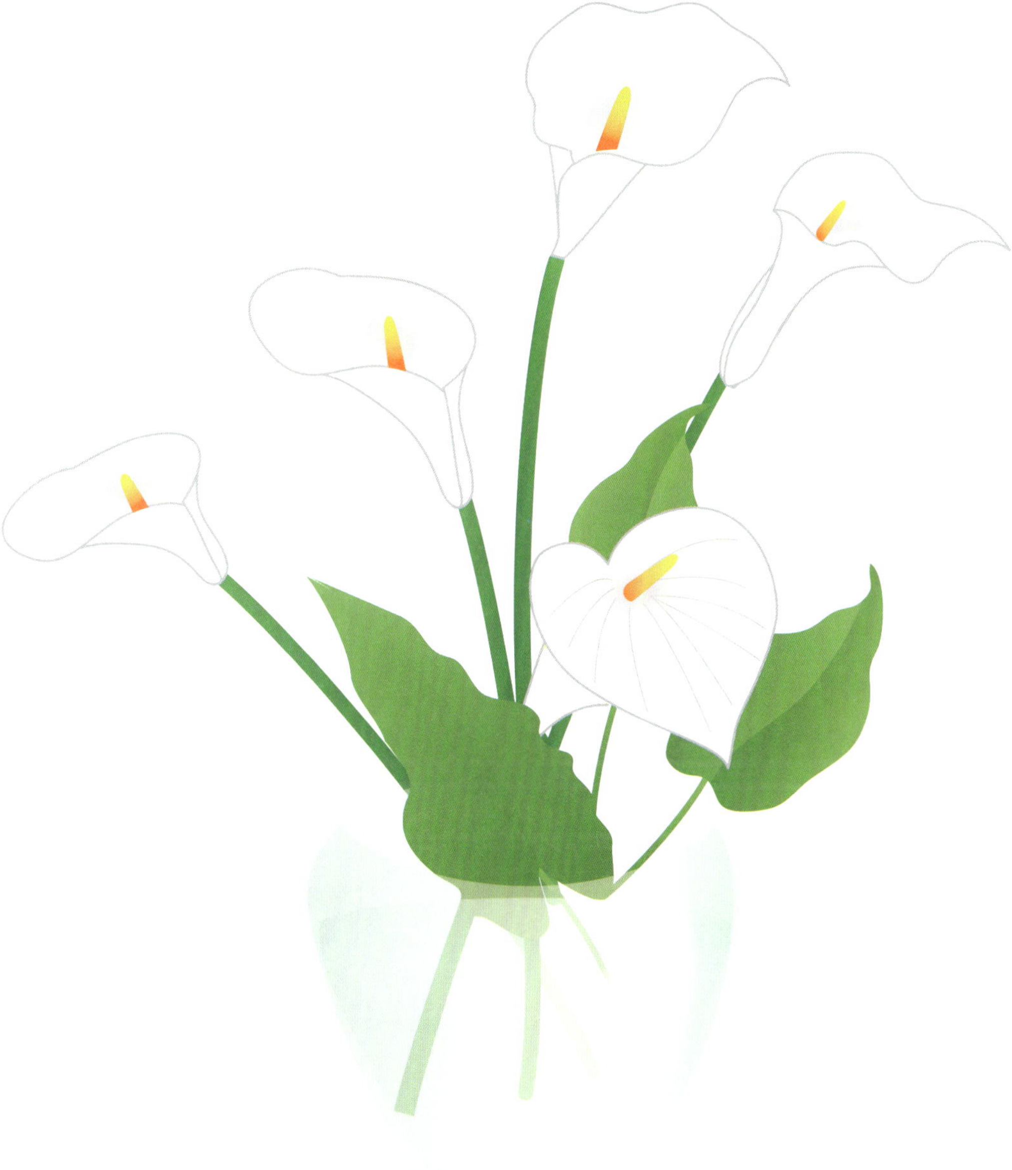

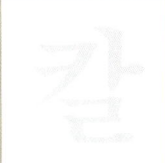 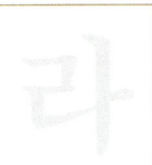

一
여름

무궁화

일편단심, 영원, 끈기

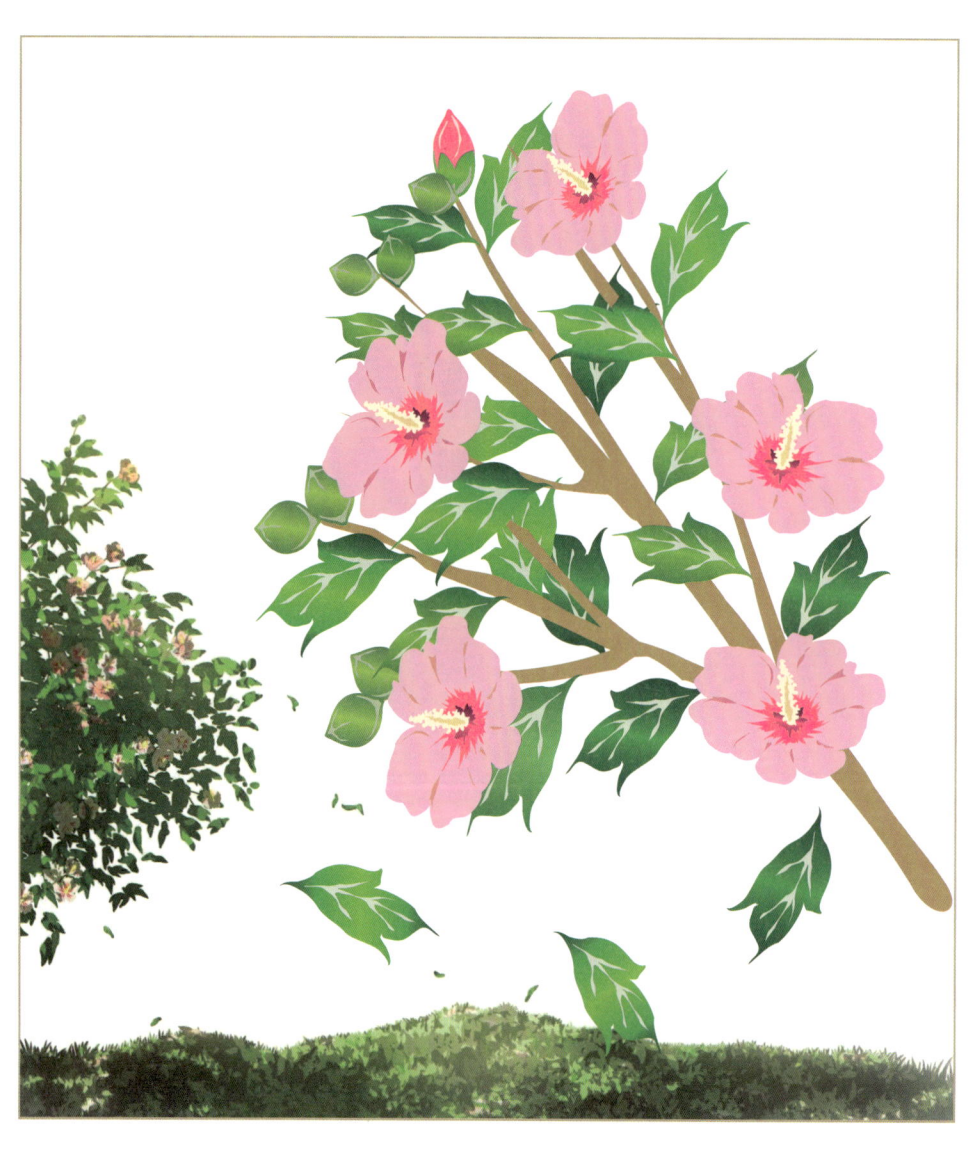

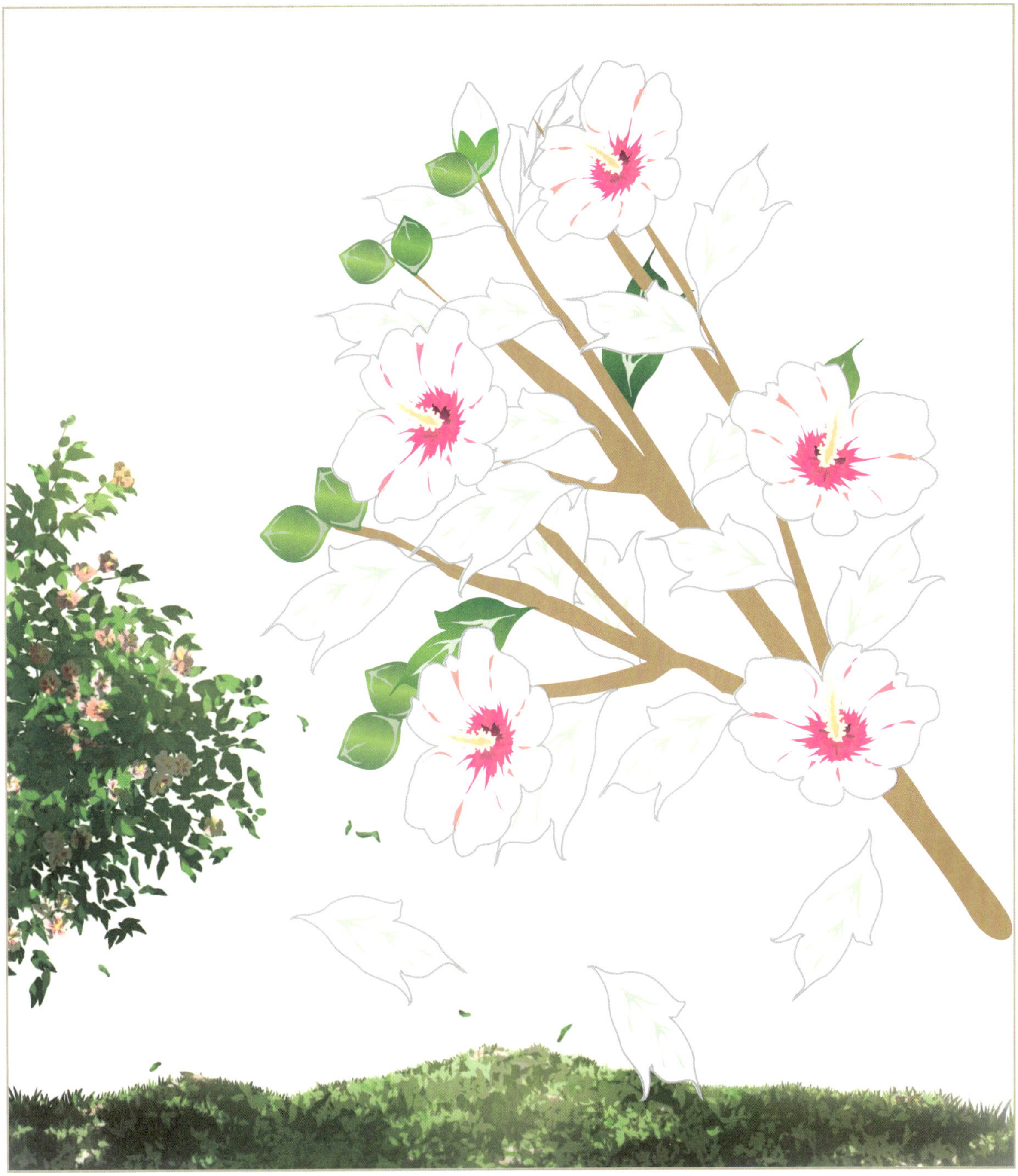

무 궁 화

一
여름

붓꽃

기쁜 소식, 사랑, 행운

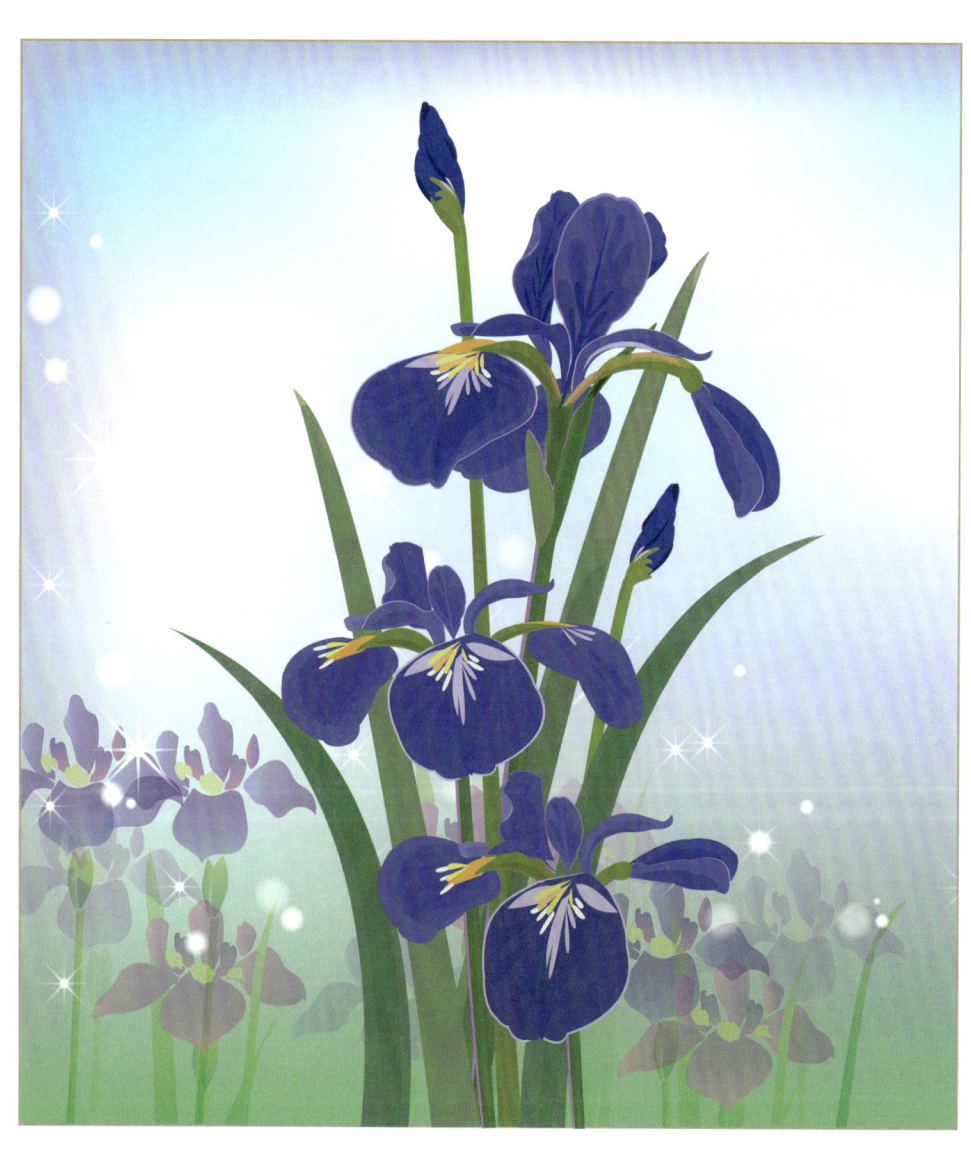

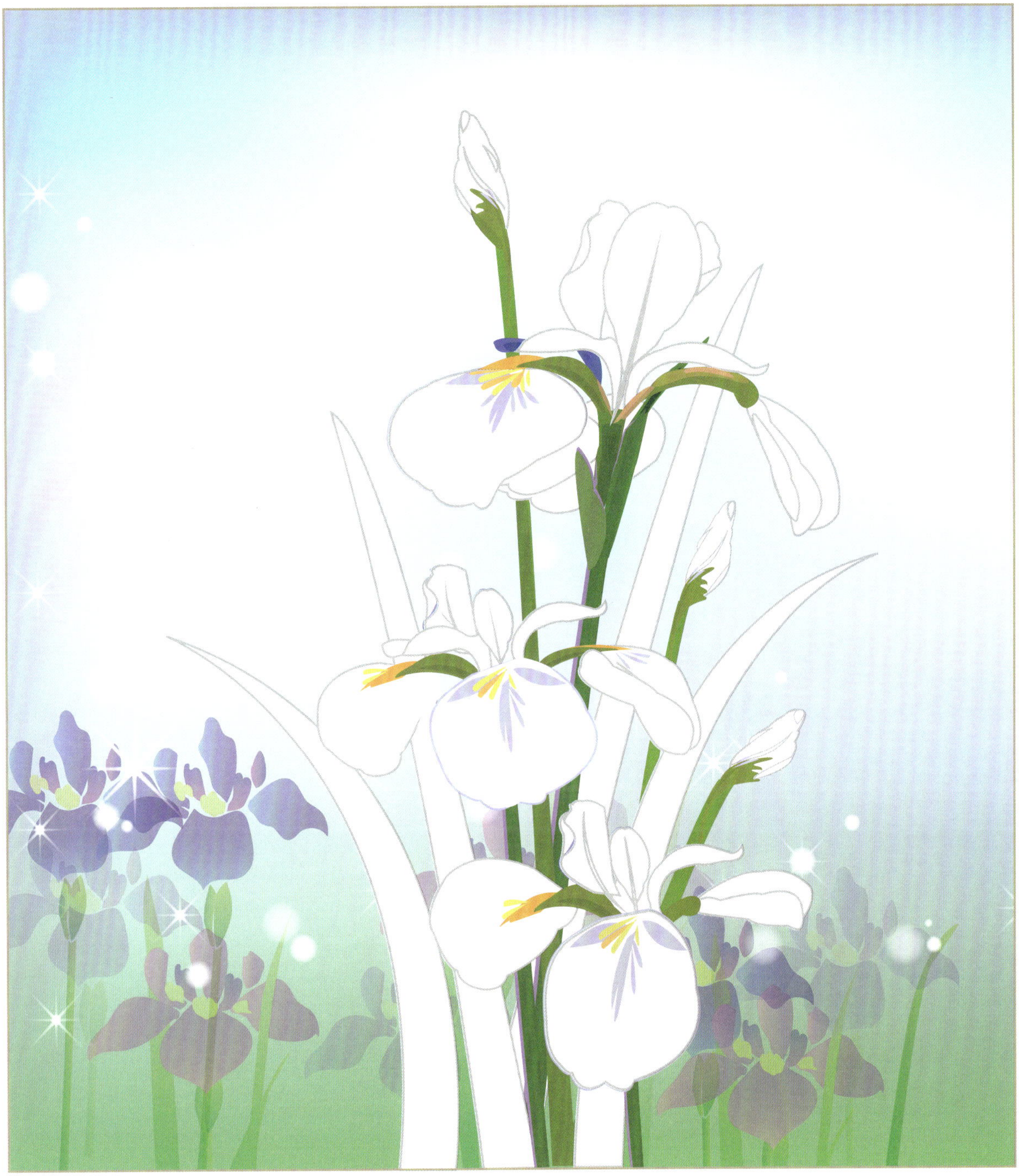

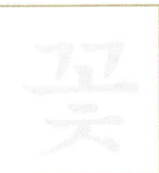

붓꽃

一
여름

수국

파란색: 거만, 냉정, 무정, **보라색**: 진심, **분홍색**: 처녀의 꿈

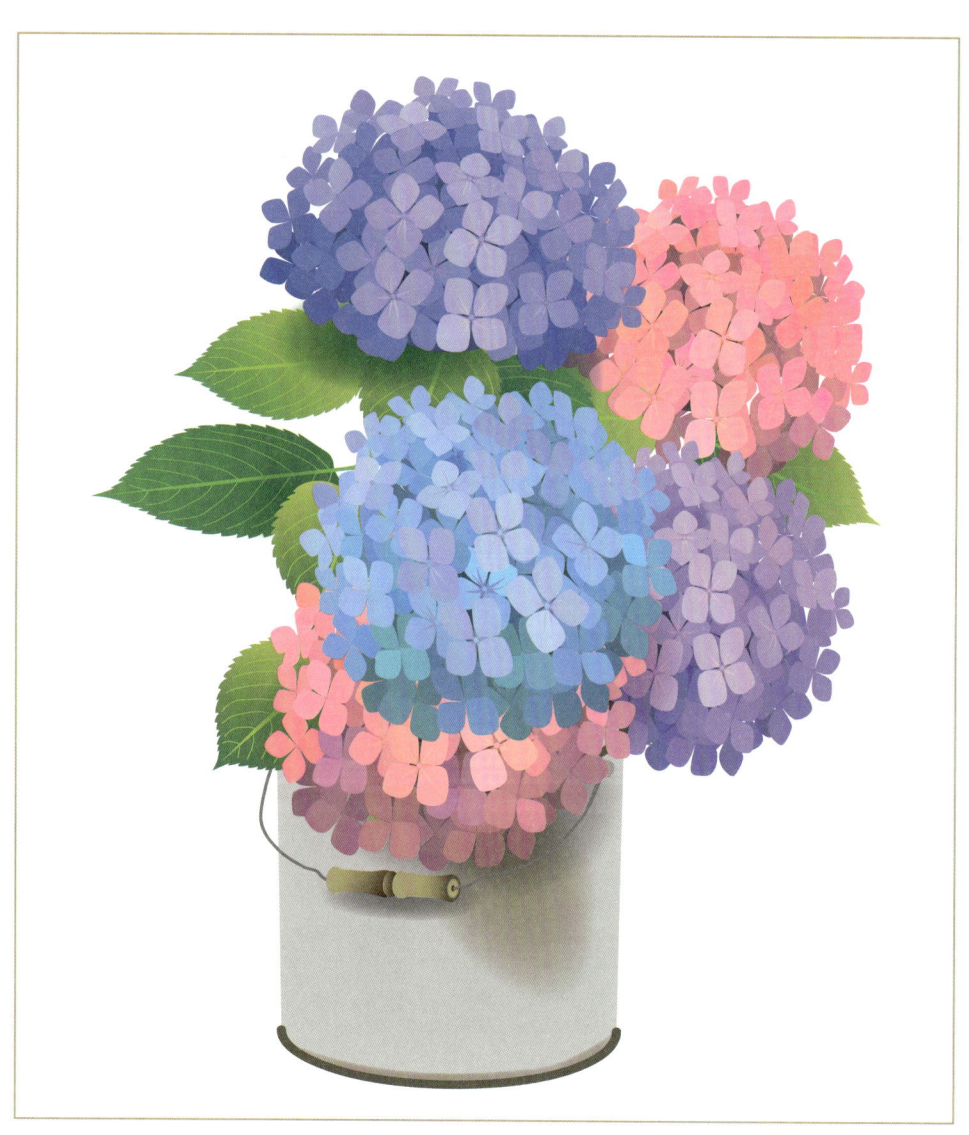

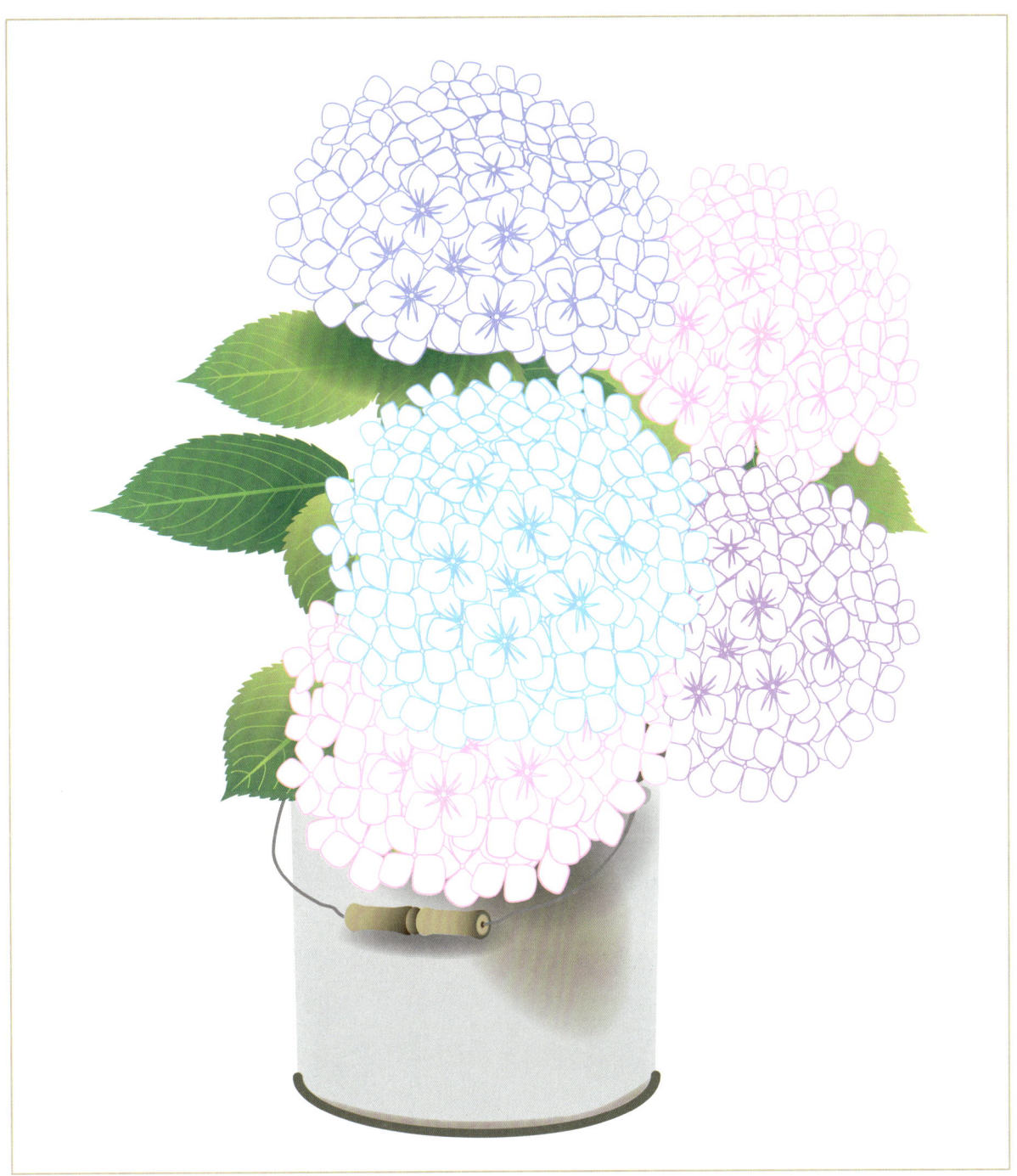

수 국

가을

국화

고결

붉은색: 나는 당신을 사랑합니다, **분홍색**: 사랑과 헌신
흰색: 진실, 감사, **노란색**: 짝사랑, 실망

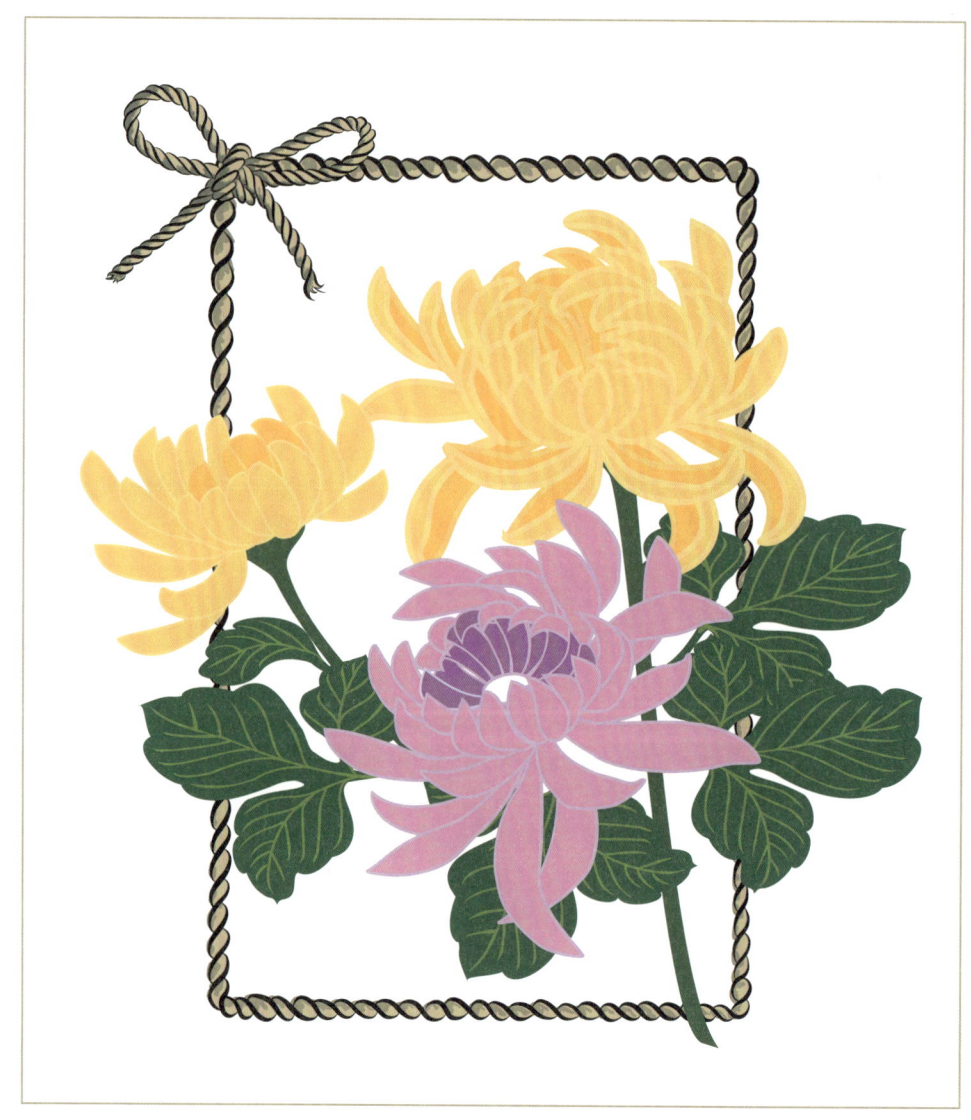

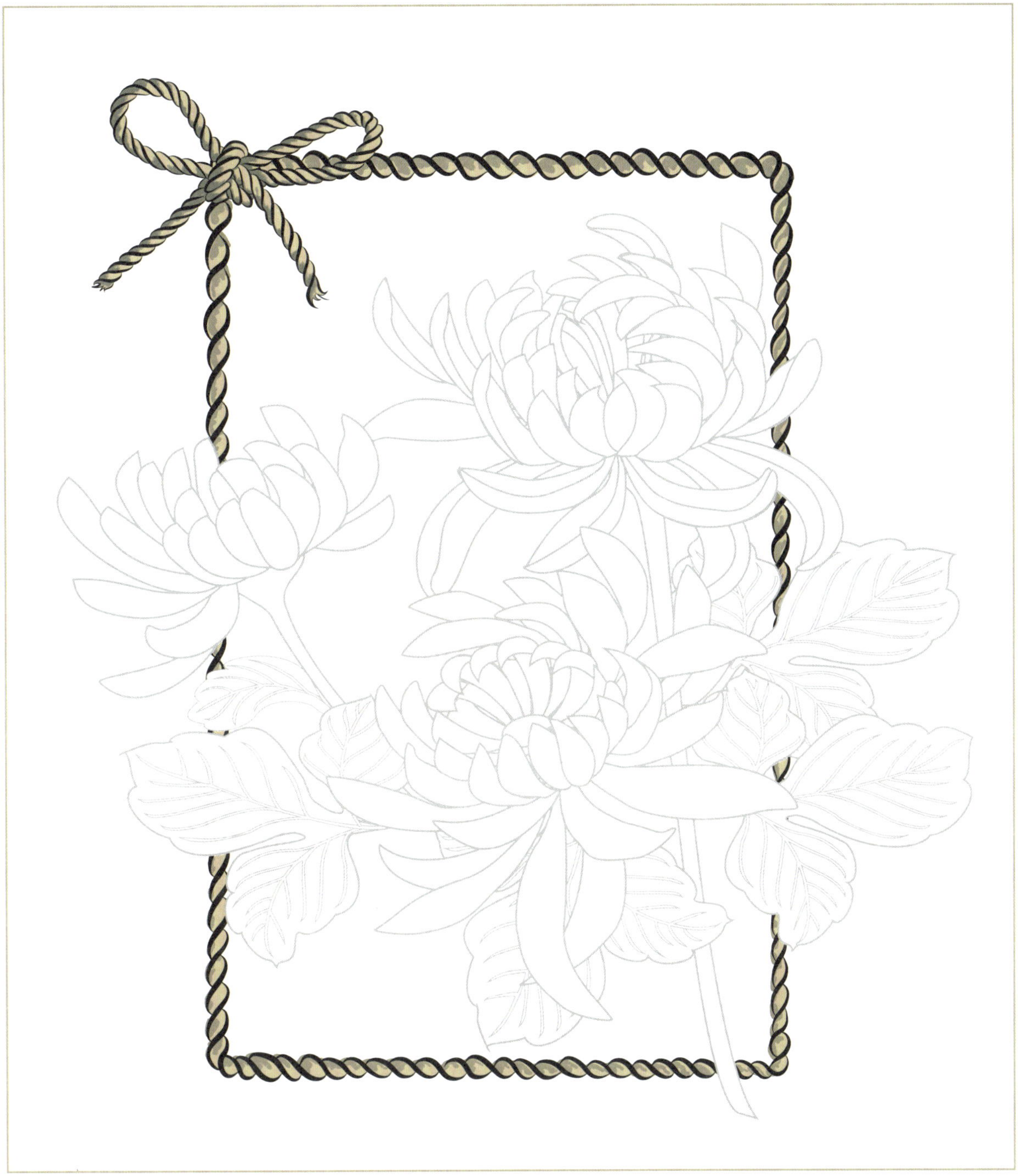

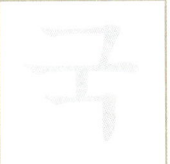 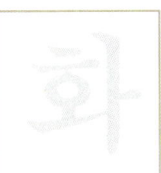

一 가을

코스모스

사랑과 아름다움, 기다림과 기대, 존경과 감사

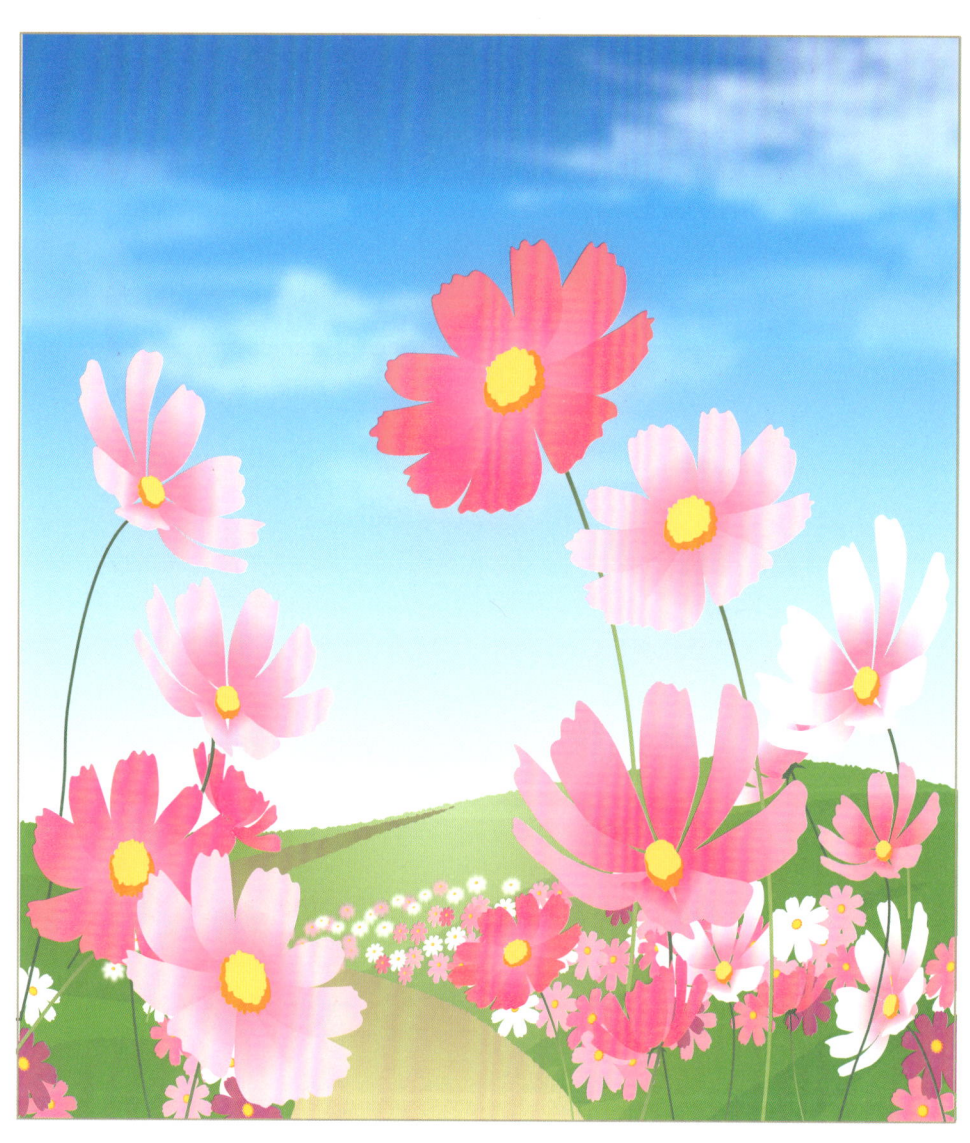

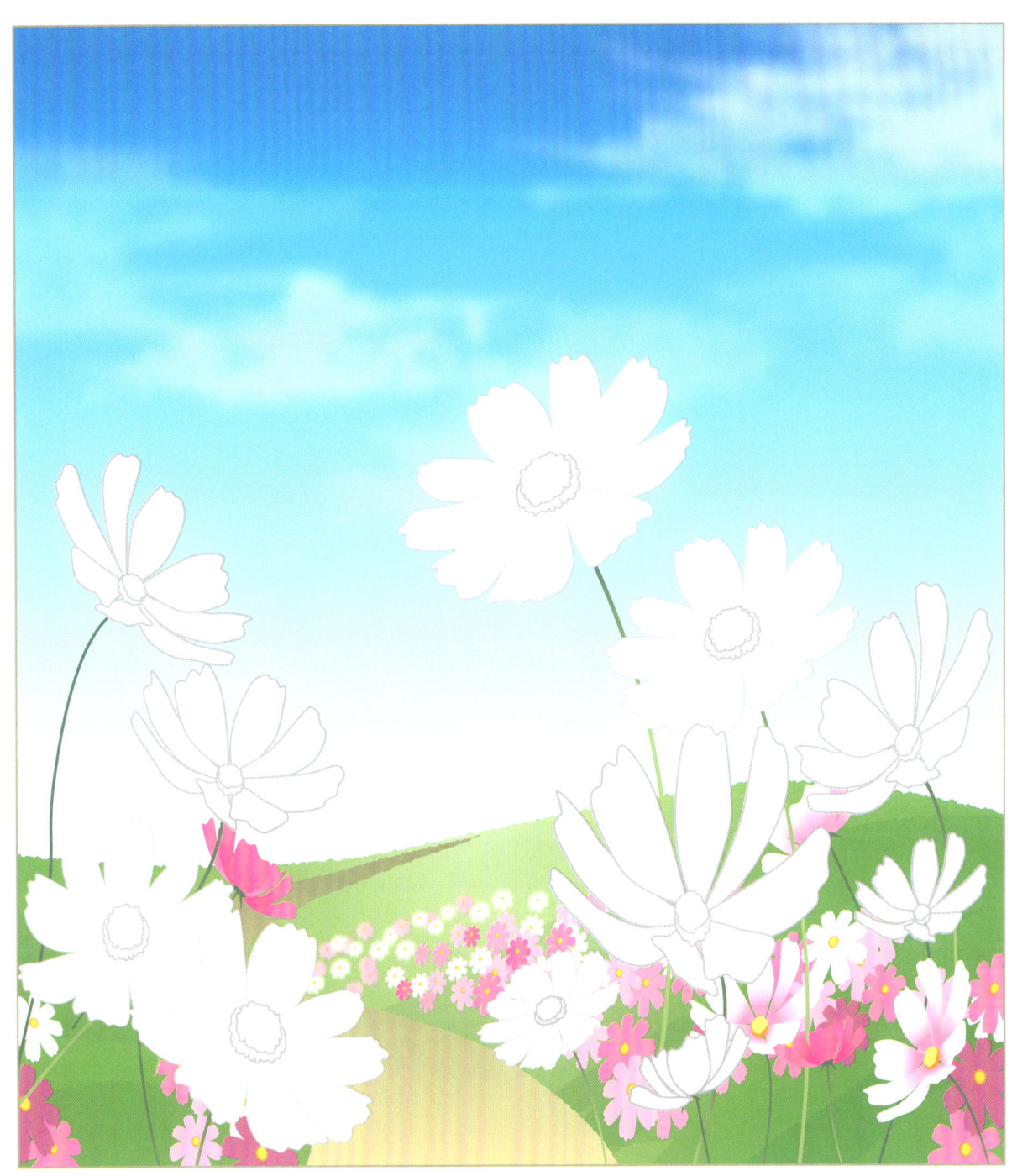

코 스 모 스

가을

메리골드

반드시 오고야 말 행복

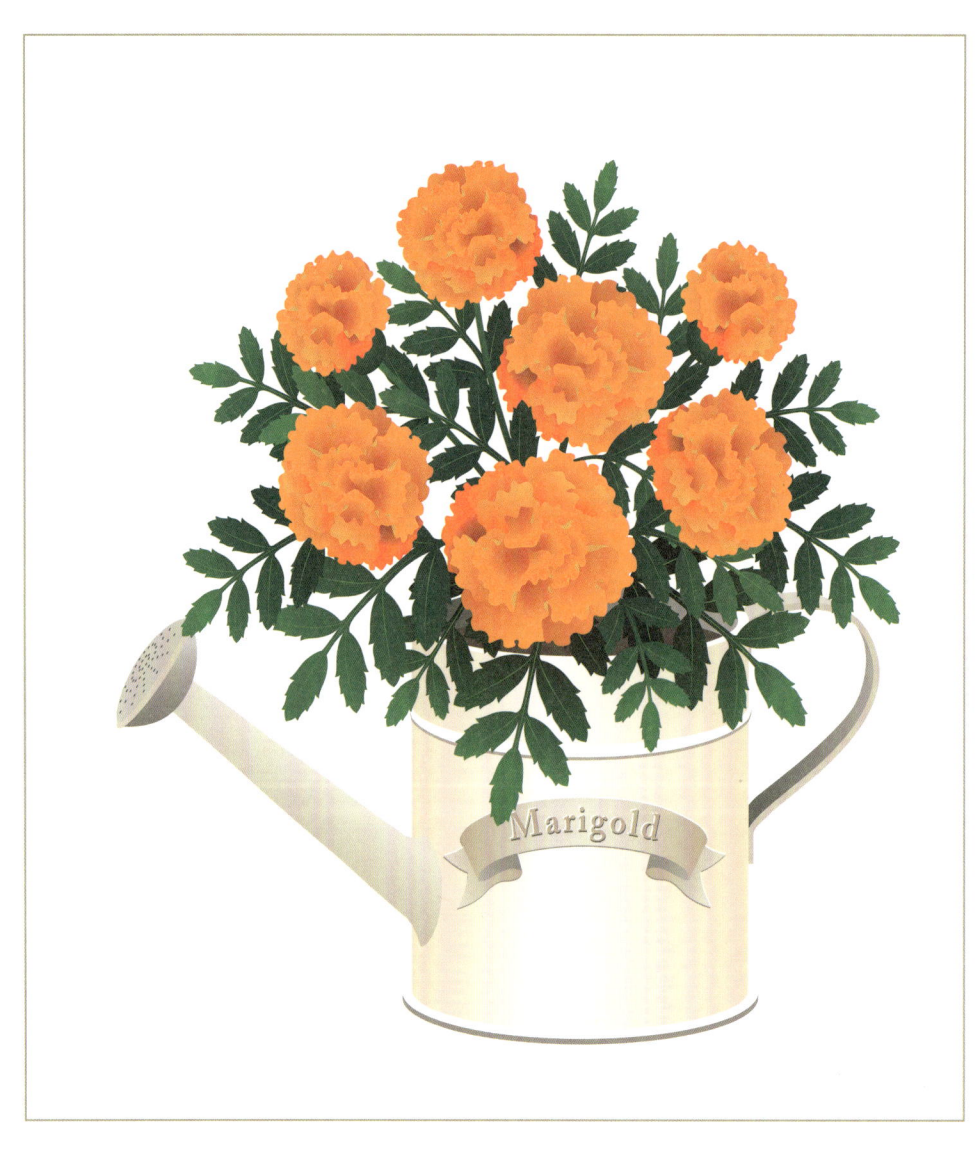

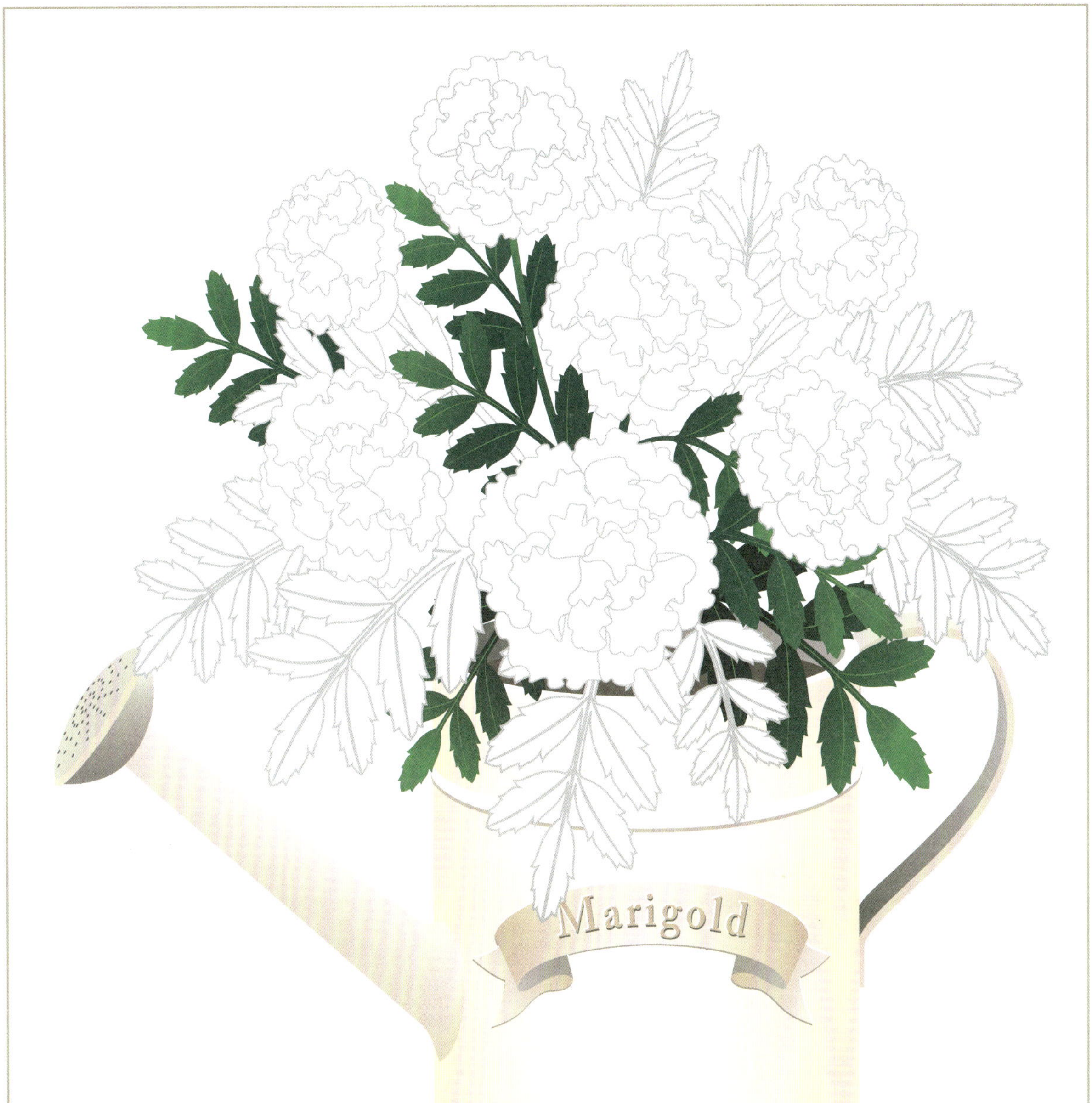

Marigold

 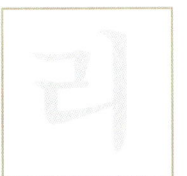  

메 리 골 드

가을

다알리아

분홍색: 당신의 마음을 알게 되어 기쁘네요, **붉은색**: 당신은 나의 행복입니다
흰색: 당신은 친절한 사람입니다

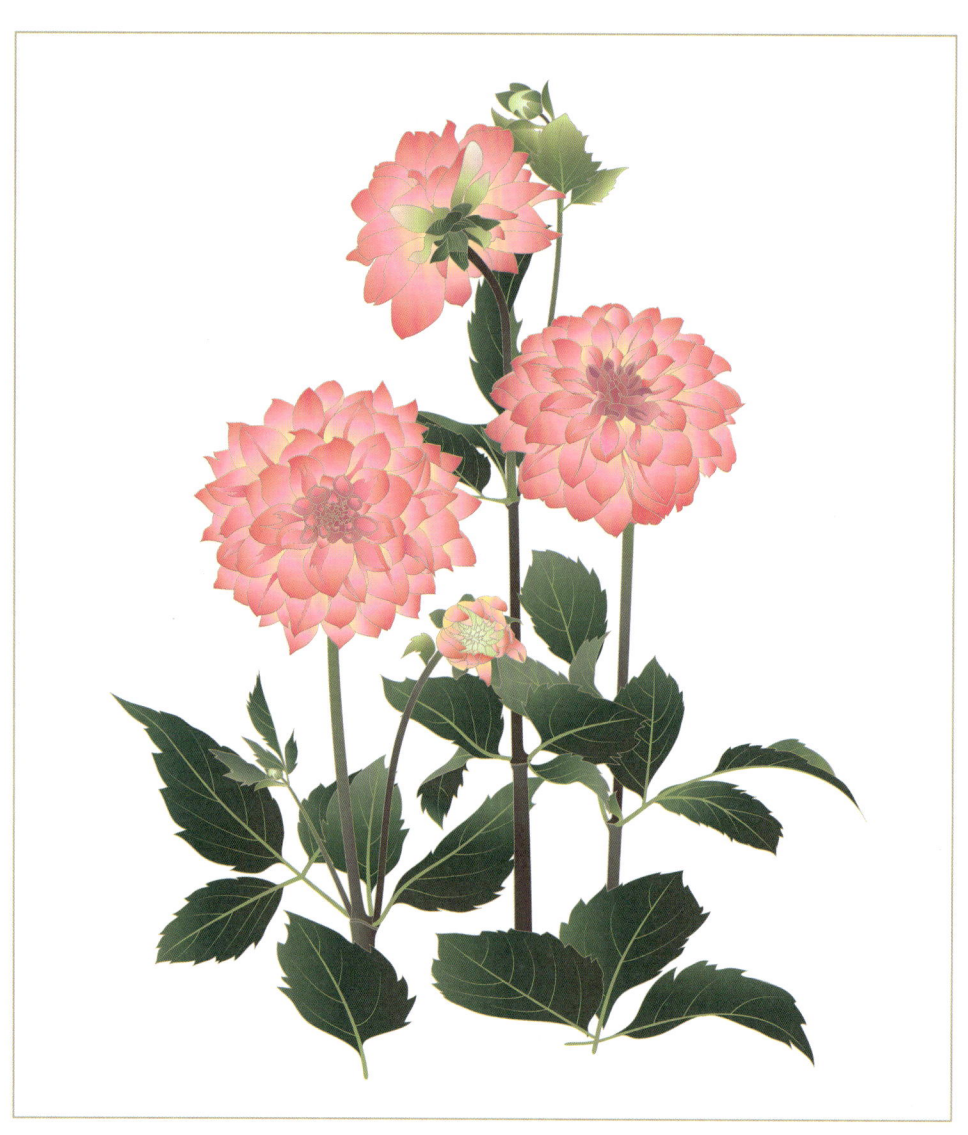

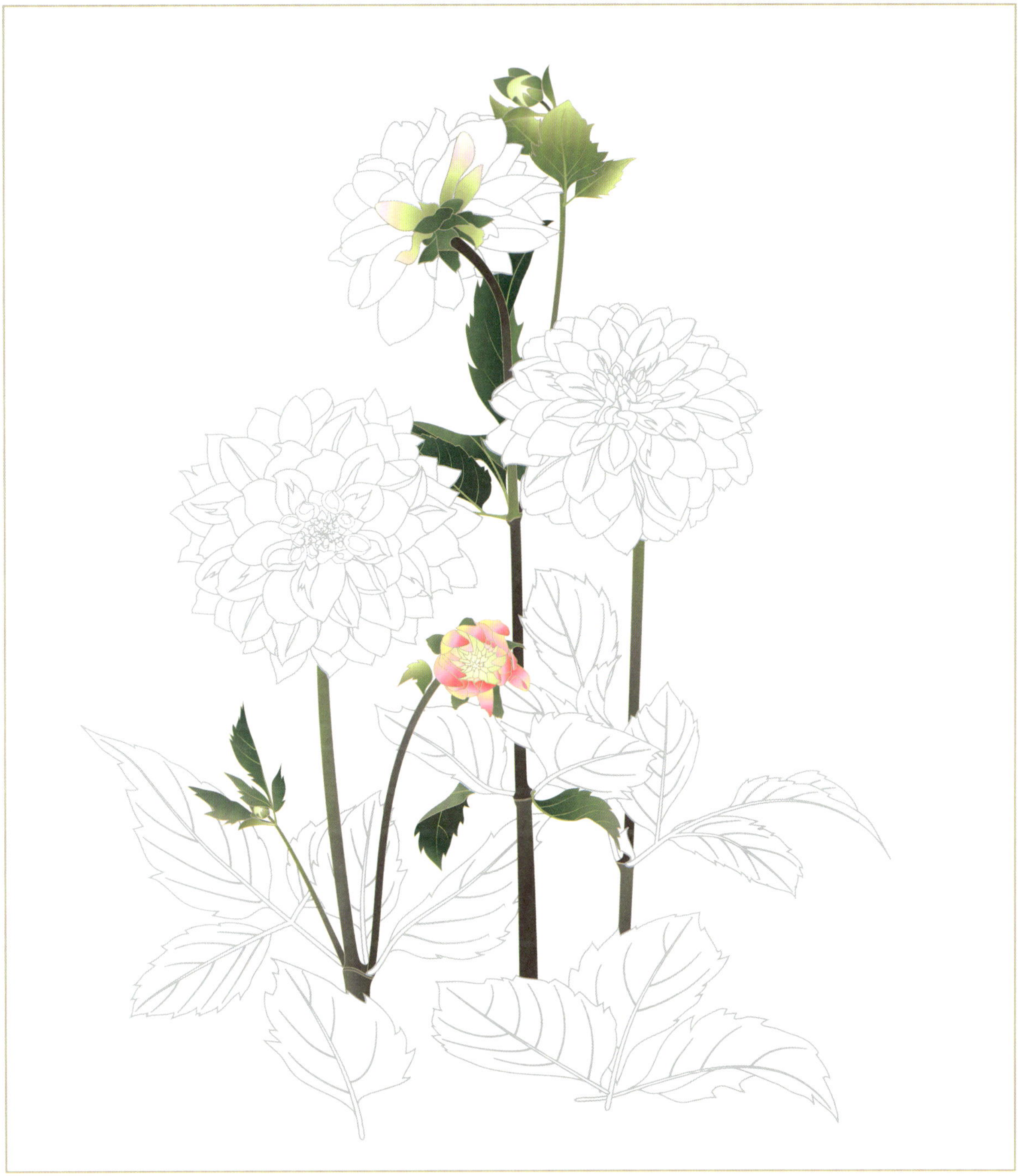

다 알 리 아

가을

백일홍

인연, 그리움, 헌신

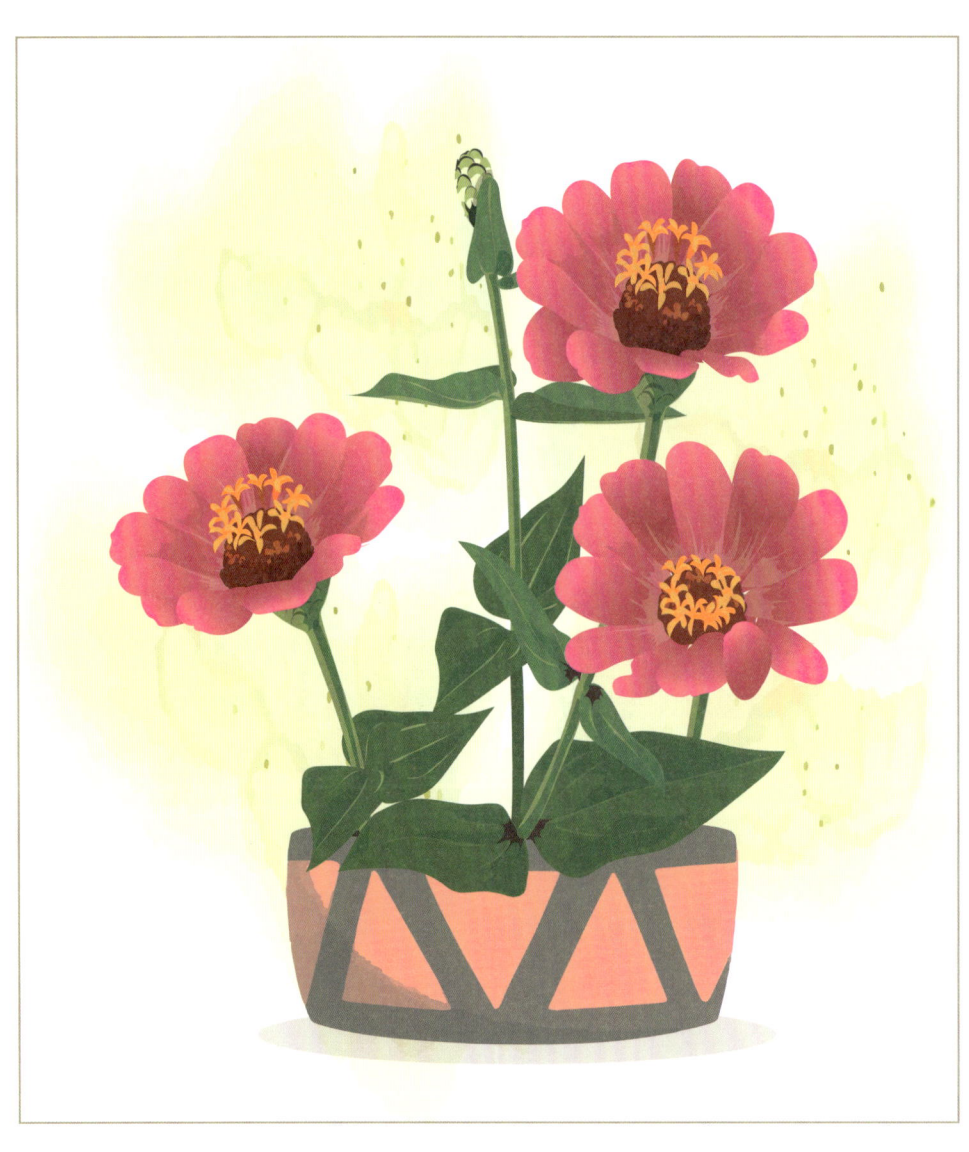

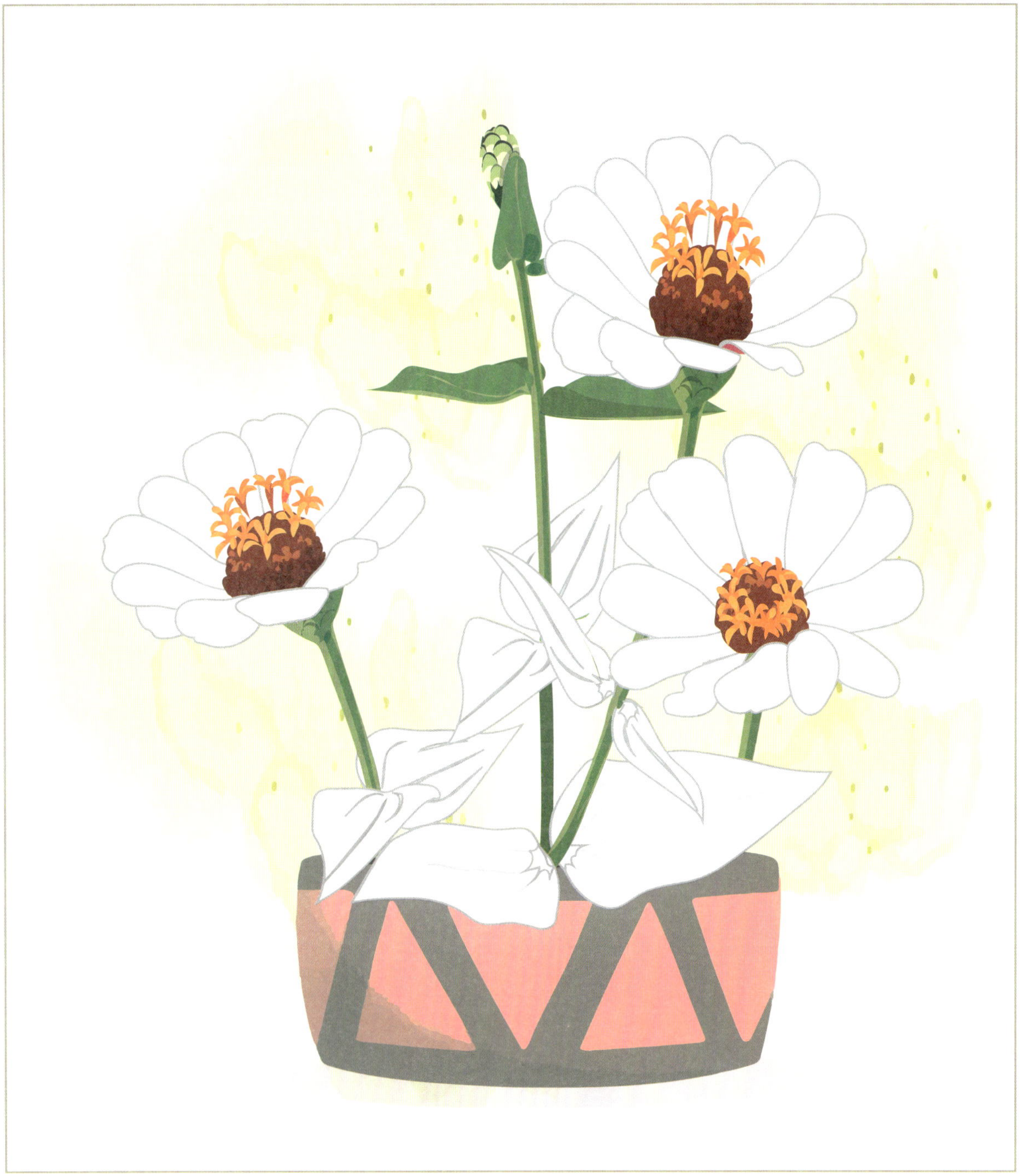

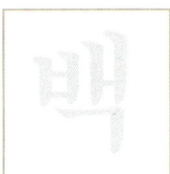 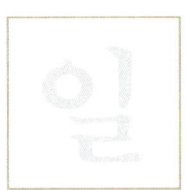 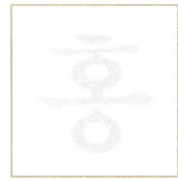

백 일 홍

一 가을

도라지꽃

영원한 사랑

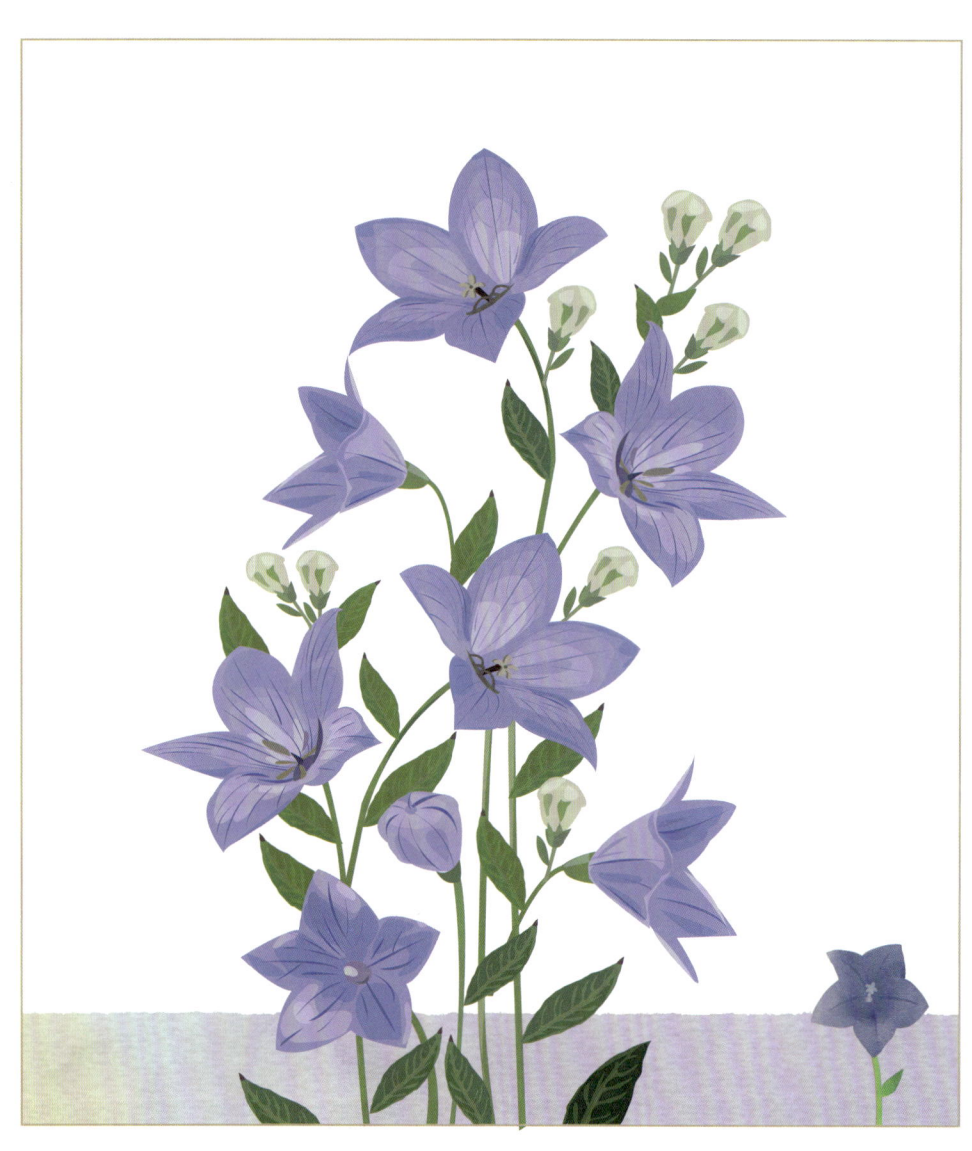

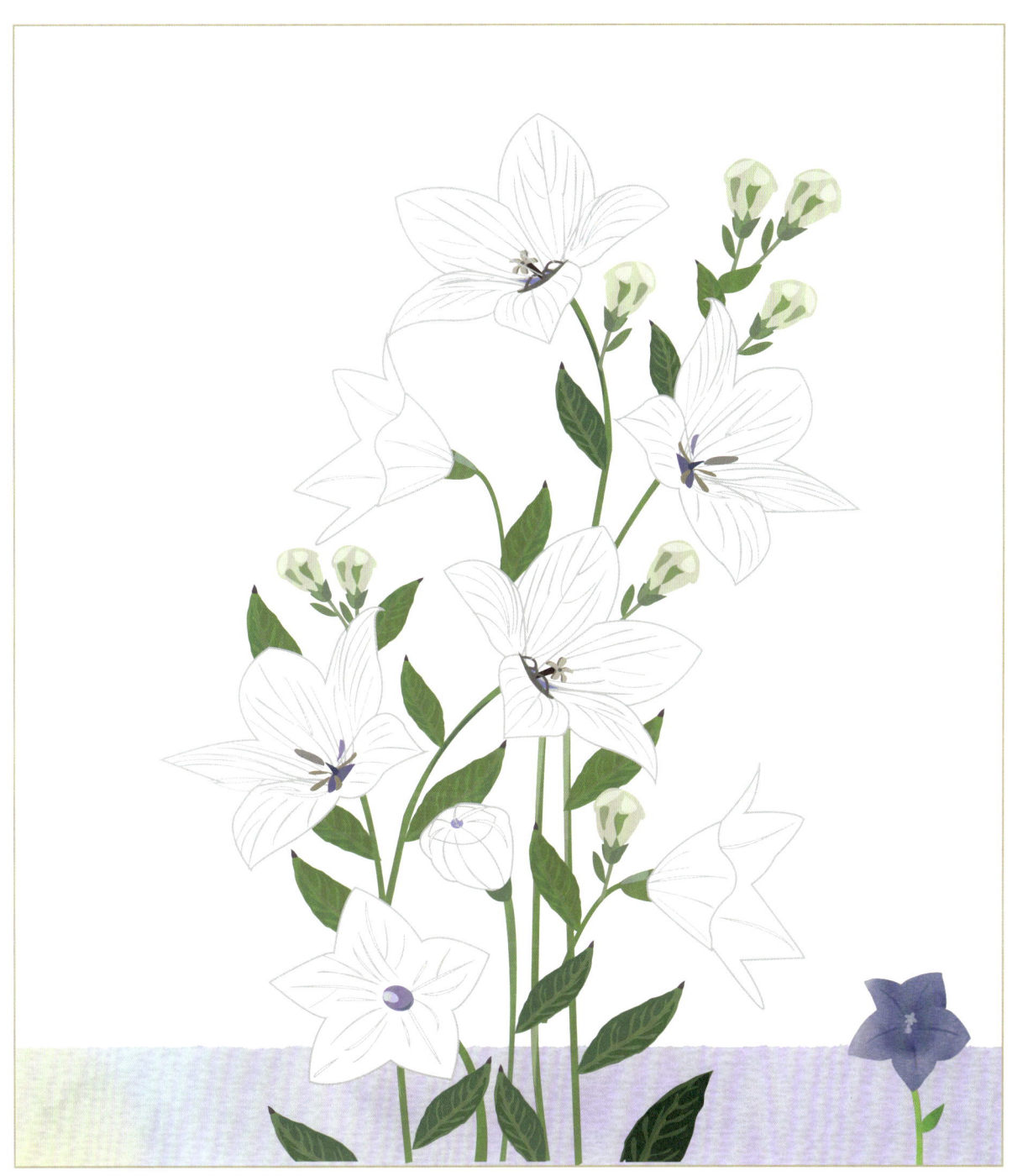

도라지꽃

가을

거베라

노란색: 궁극의 사랑과 아름다움, **분홍색**: 친절과 감사, **주황색**: 열정과 성공
거베라 세 송이: 당신을 사랑합니다.
거베라 여섯 송이: 당신에게 푹 빠졌습니다.

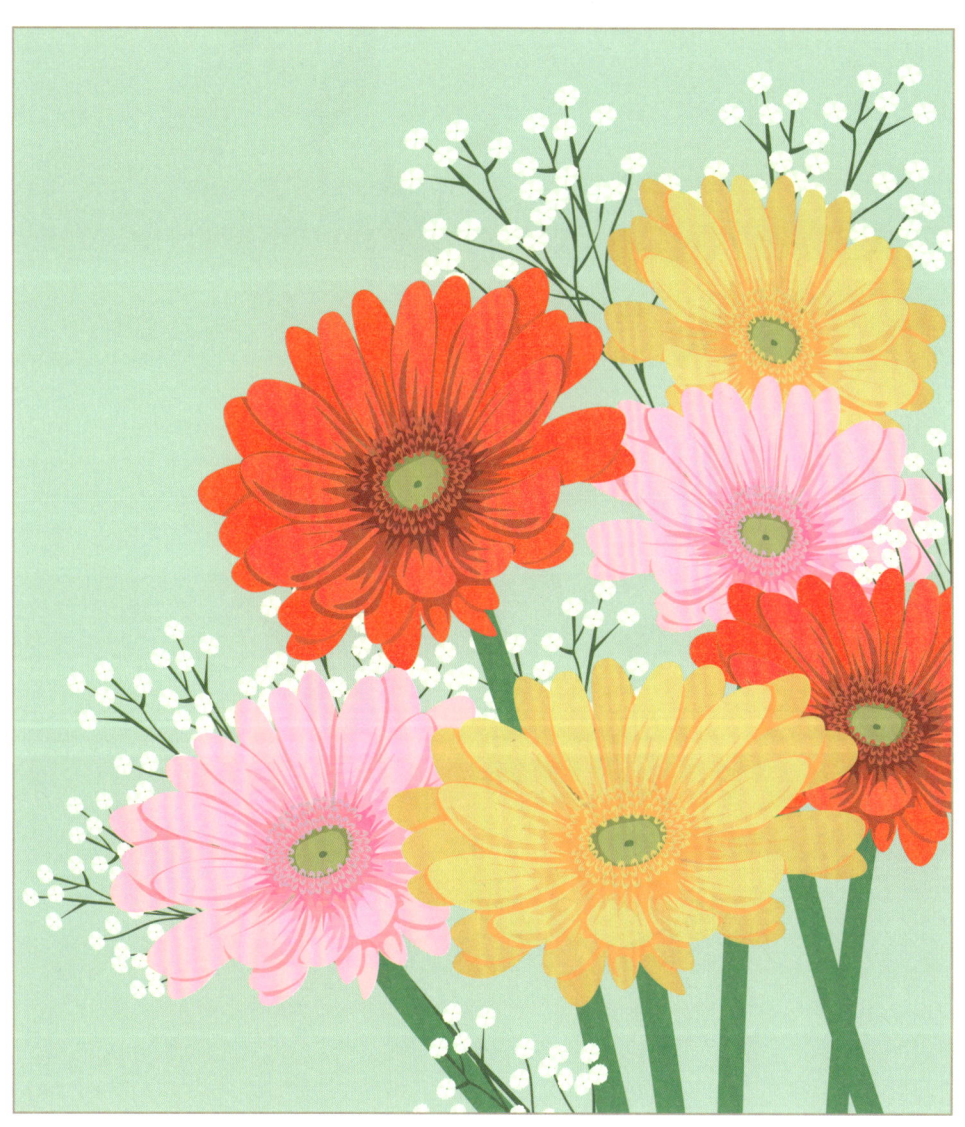

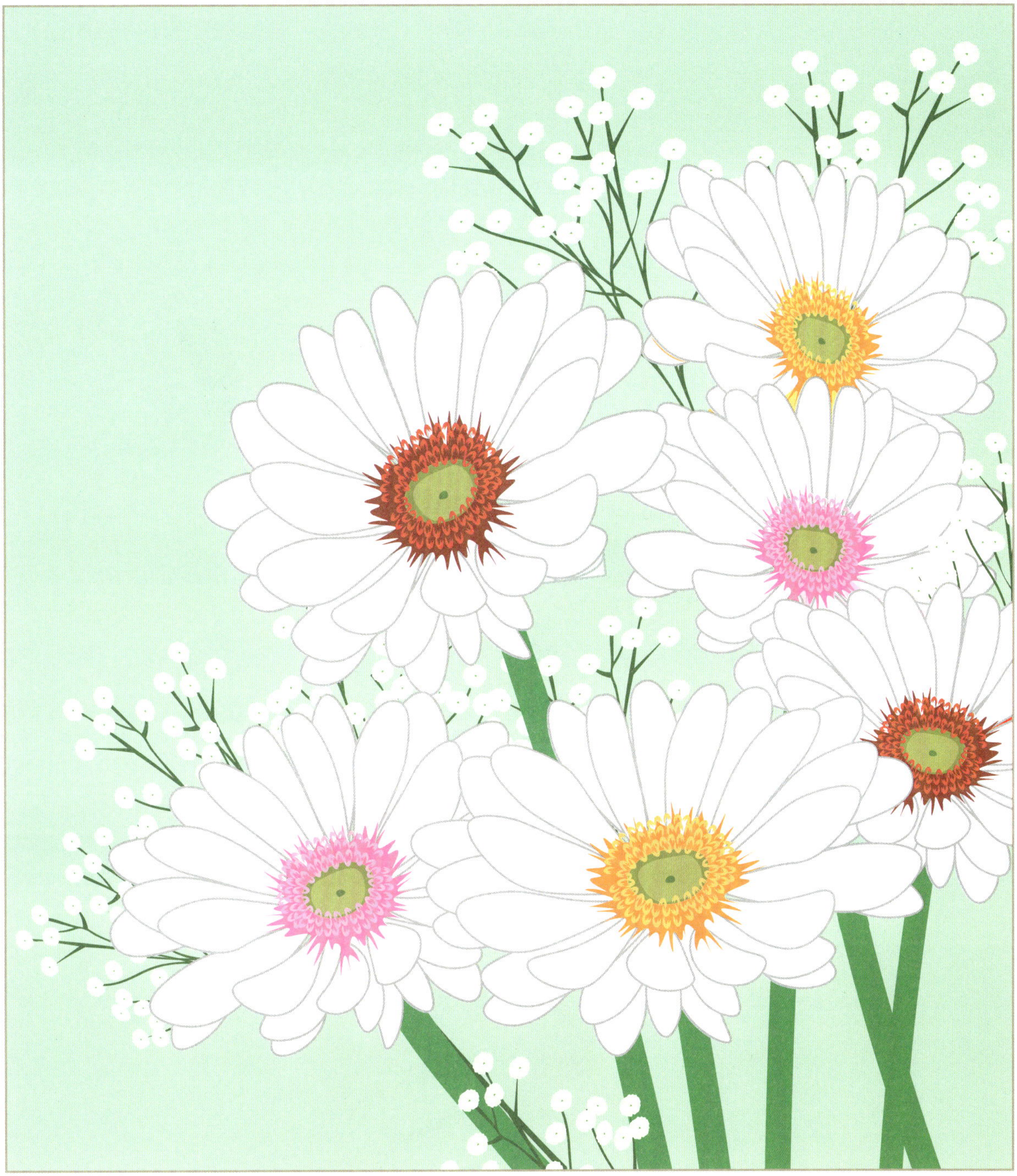

거 베 라

一 겨울

매화

고결한 마음, 결백, 기품, 인내

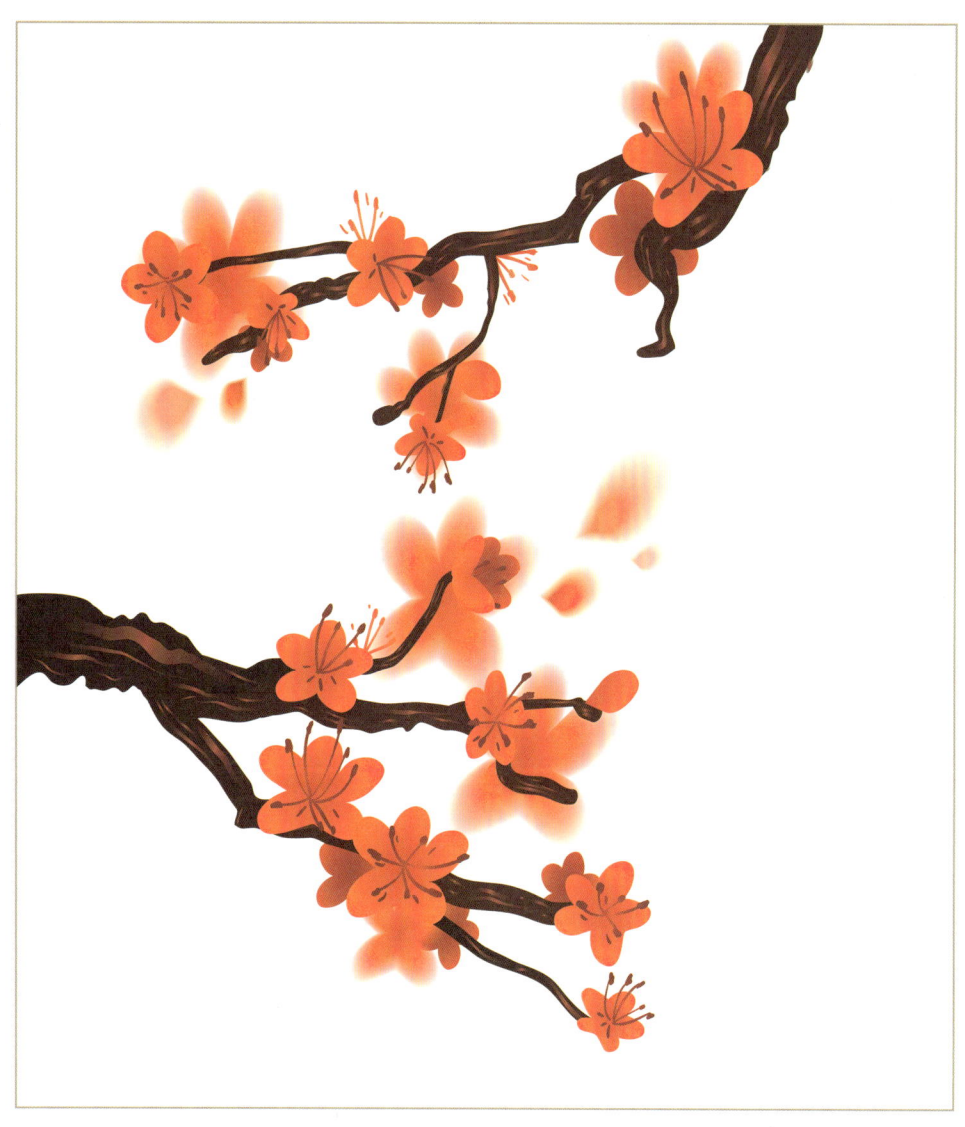

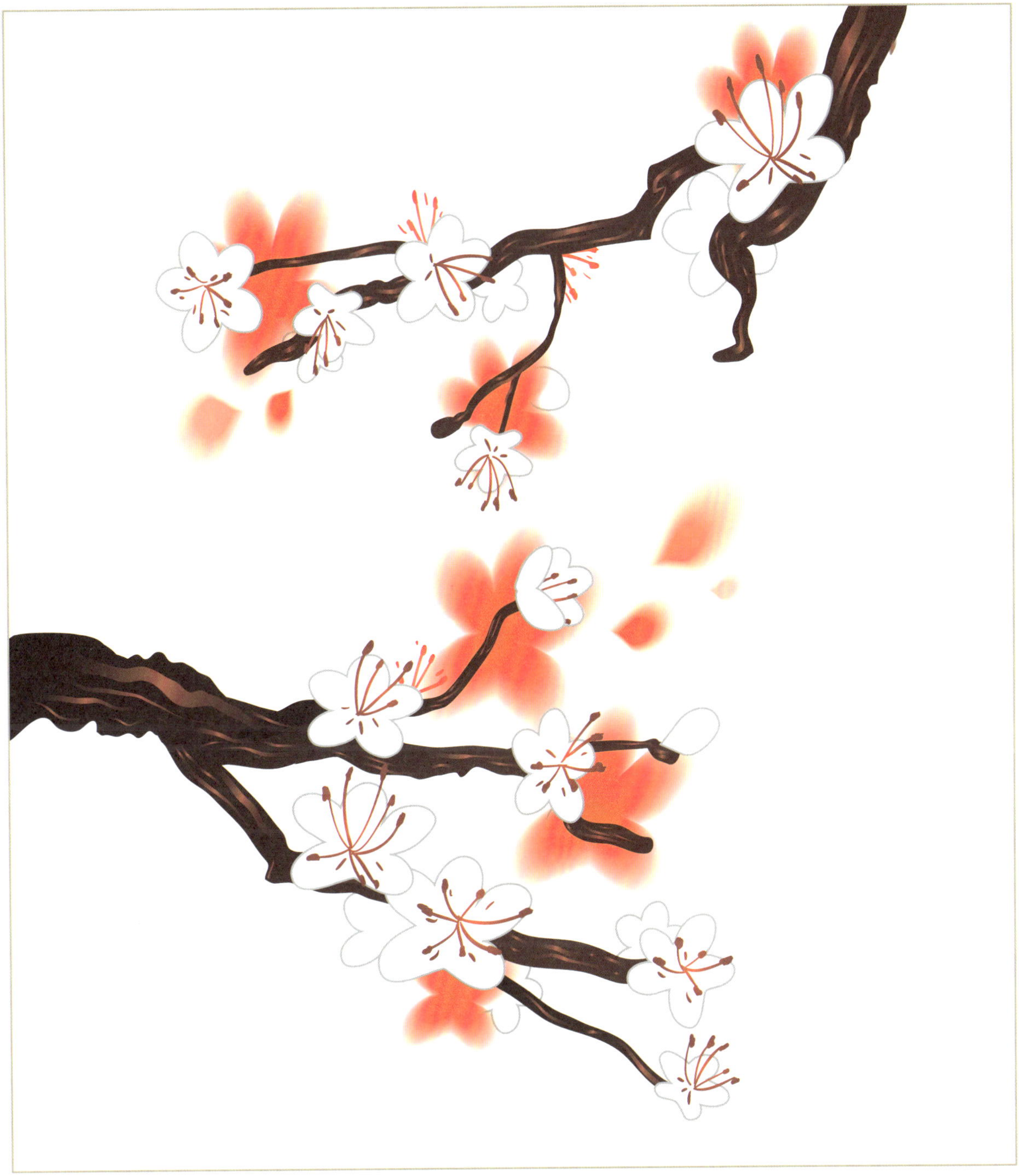

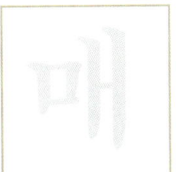 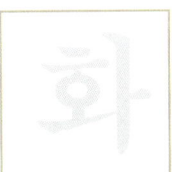

매 화

— 겨울

크리스마스로즈

추억, 존재

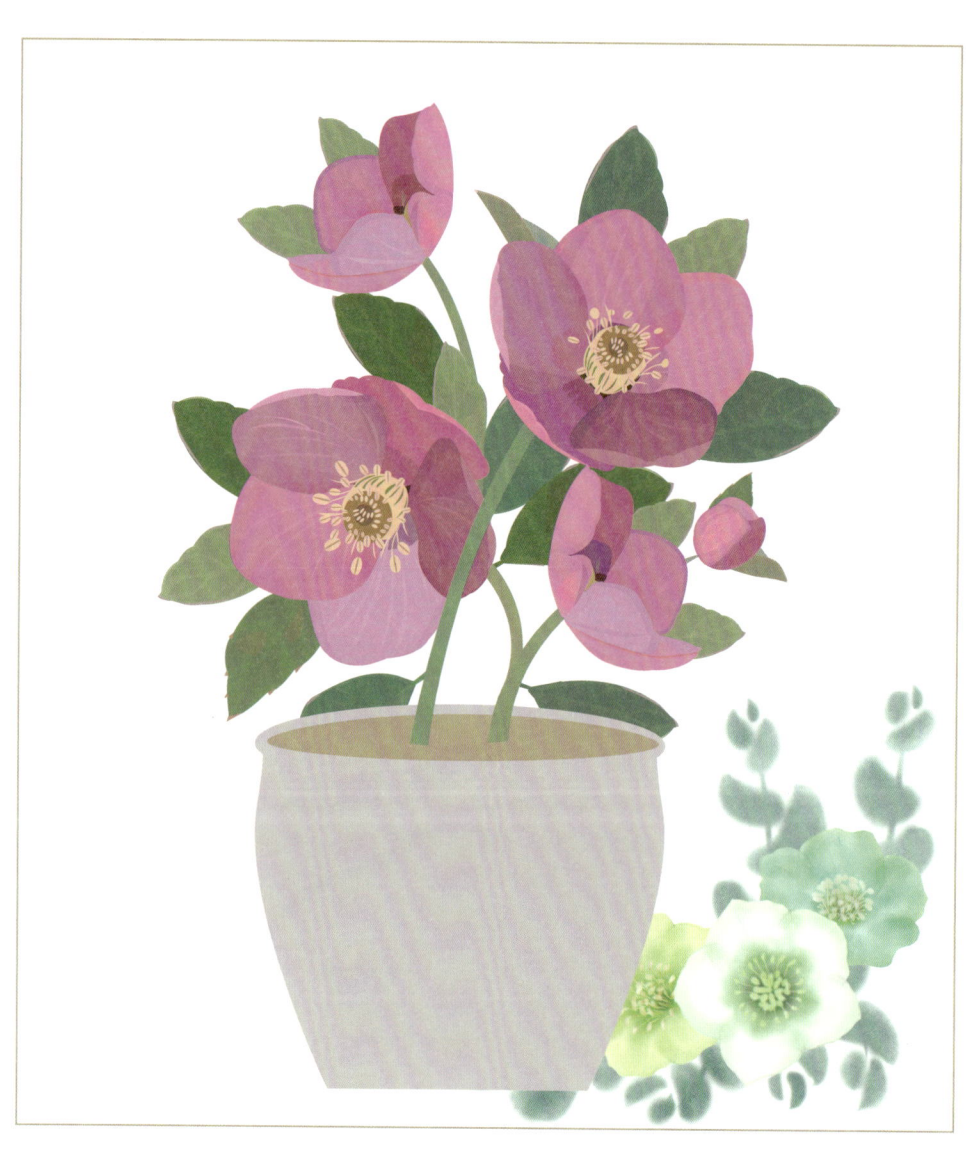

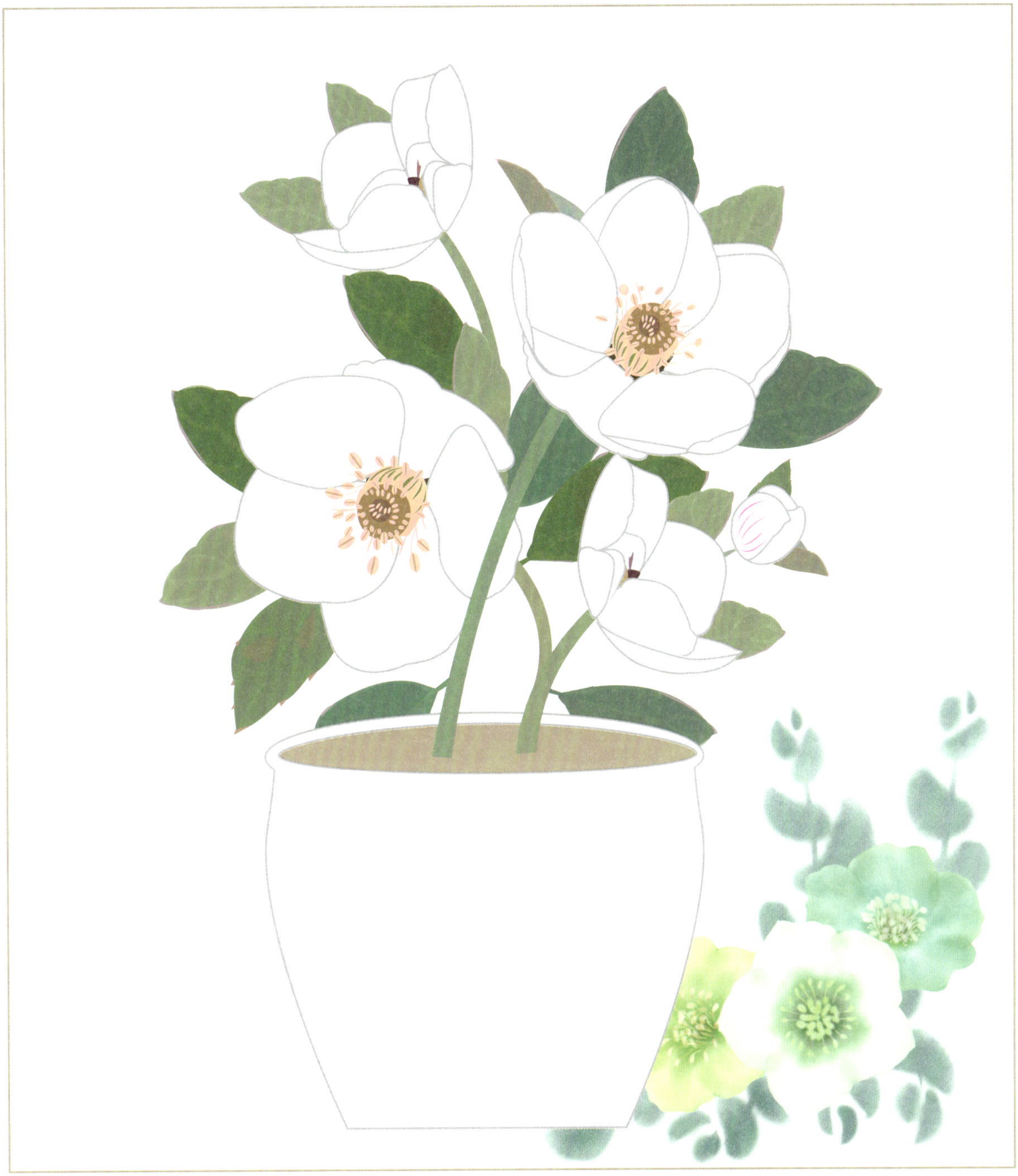

크리스마스로즈

겨울

동백

붉은색: 누구보다 그대를 사랑해요, **흰색**: 순결, 비밀스러운 사랑

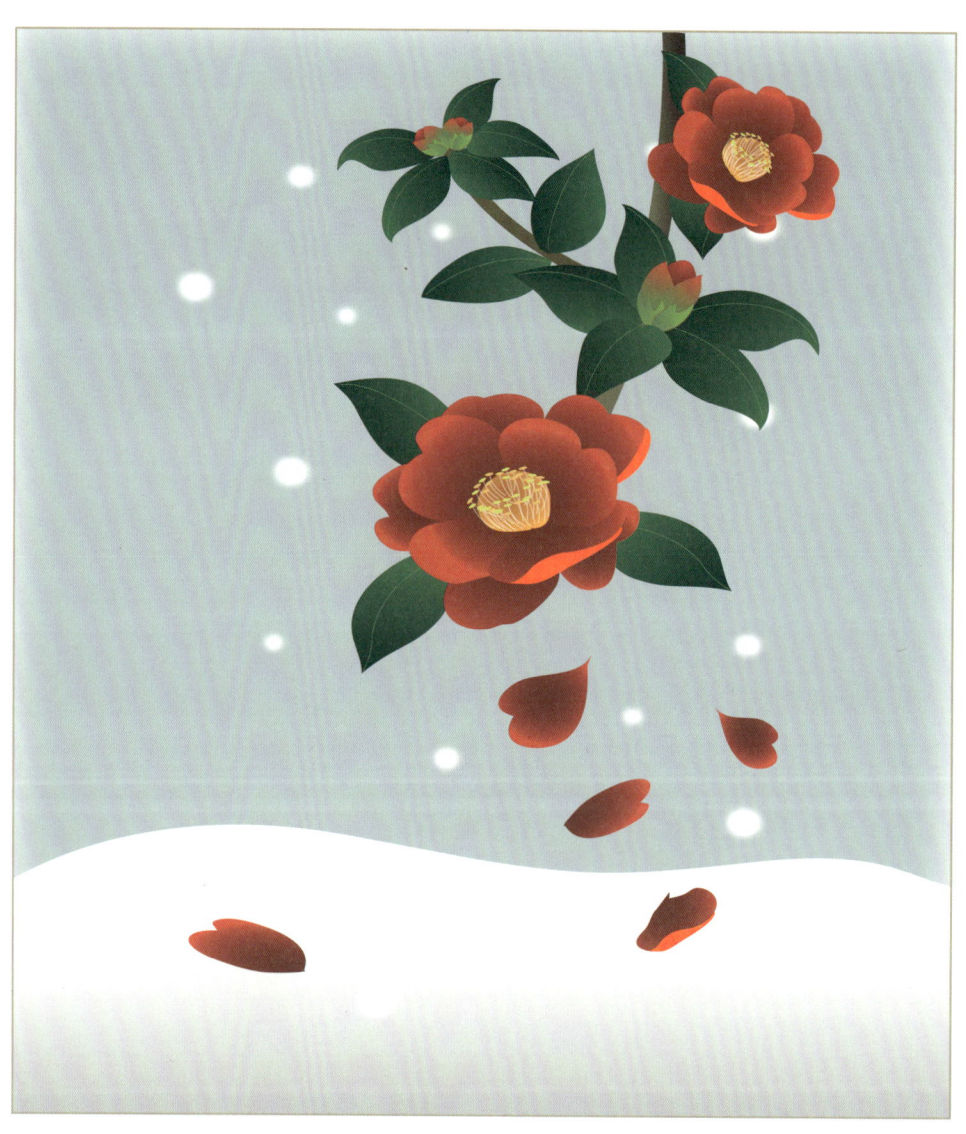

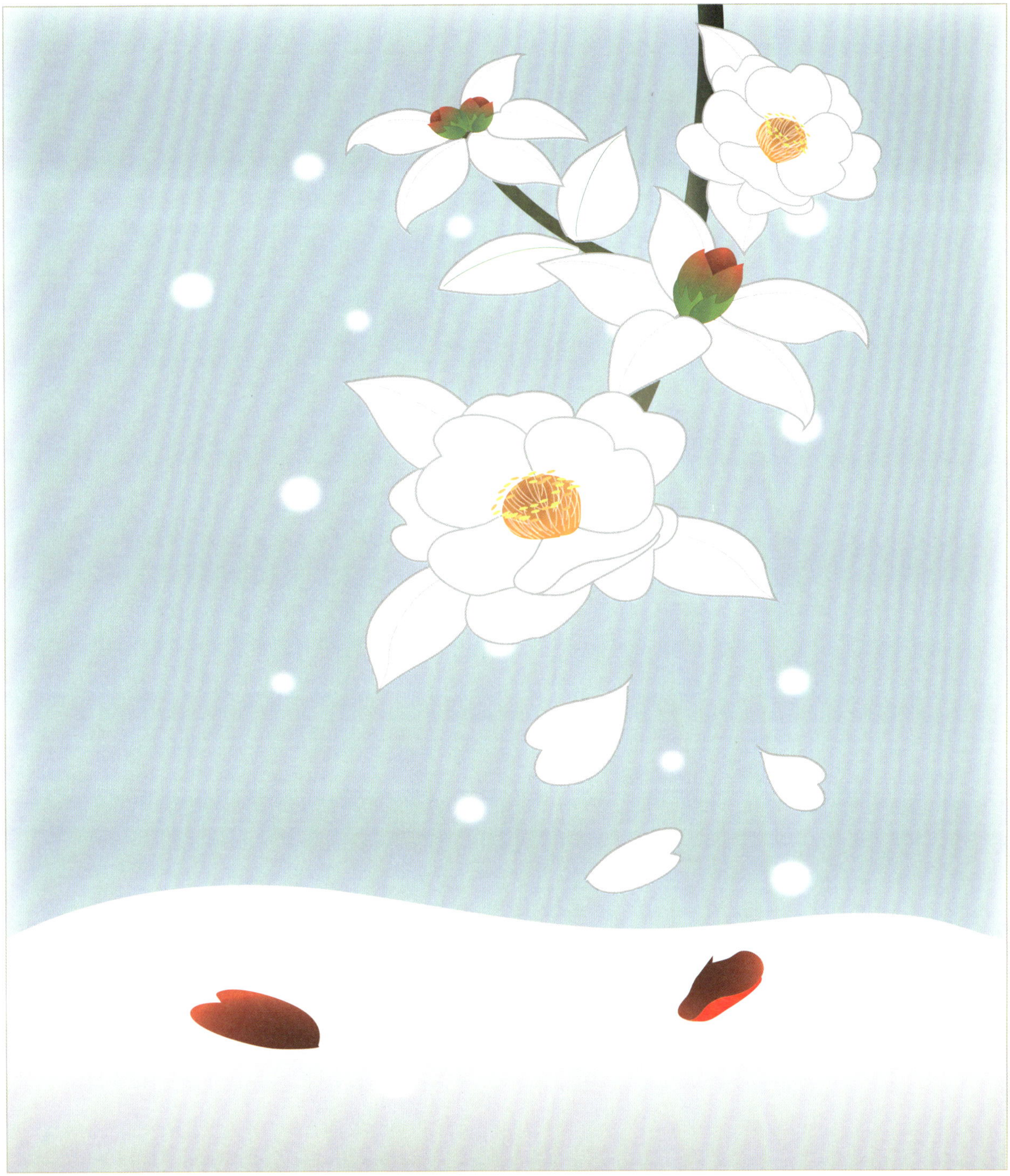

동백

一
겨울

호접란

행운, 행복이 나비처럼 날아온다

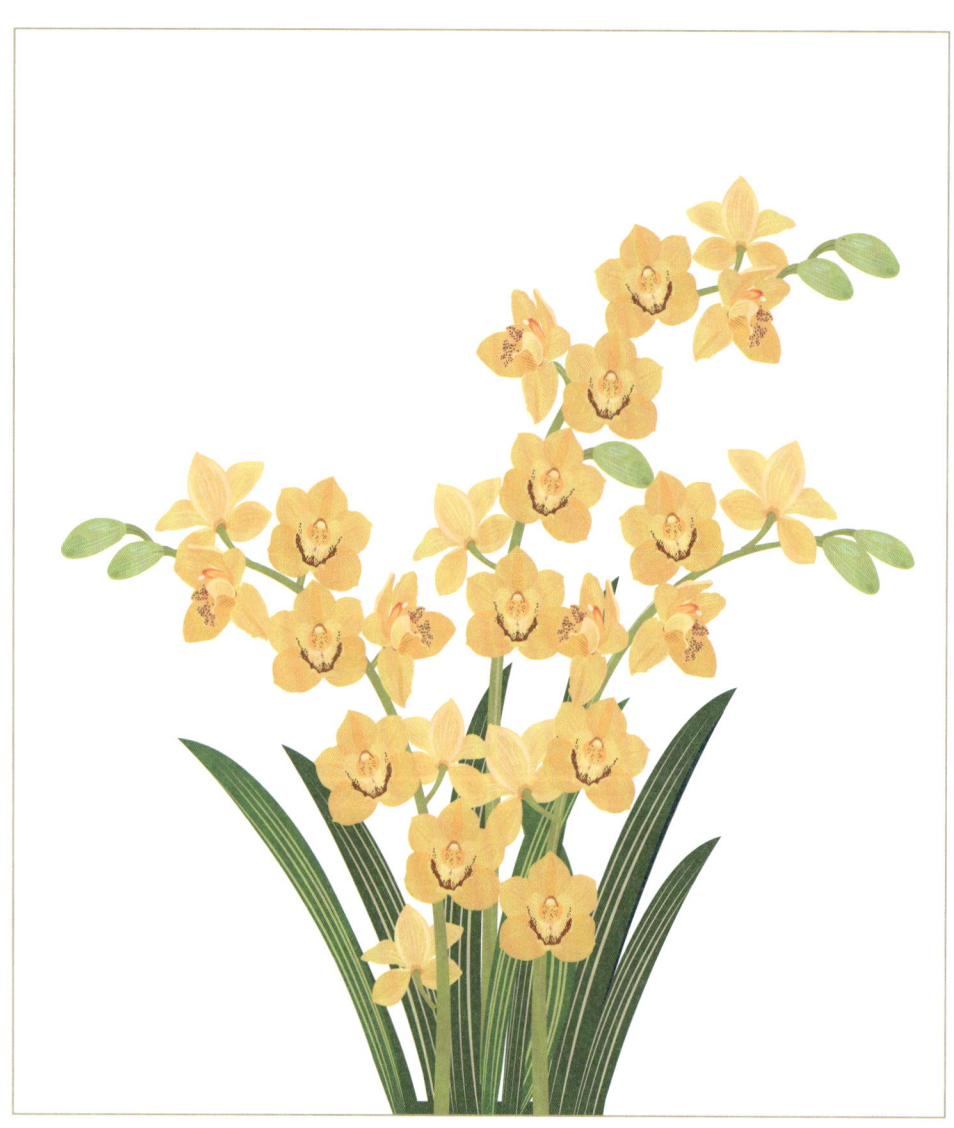

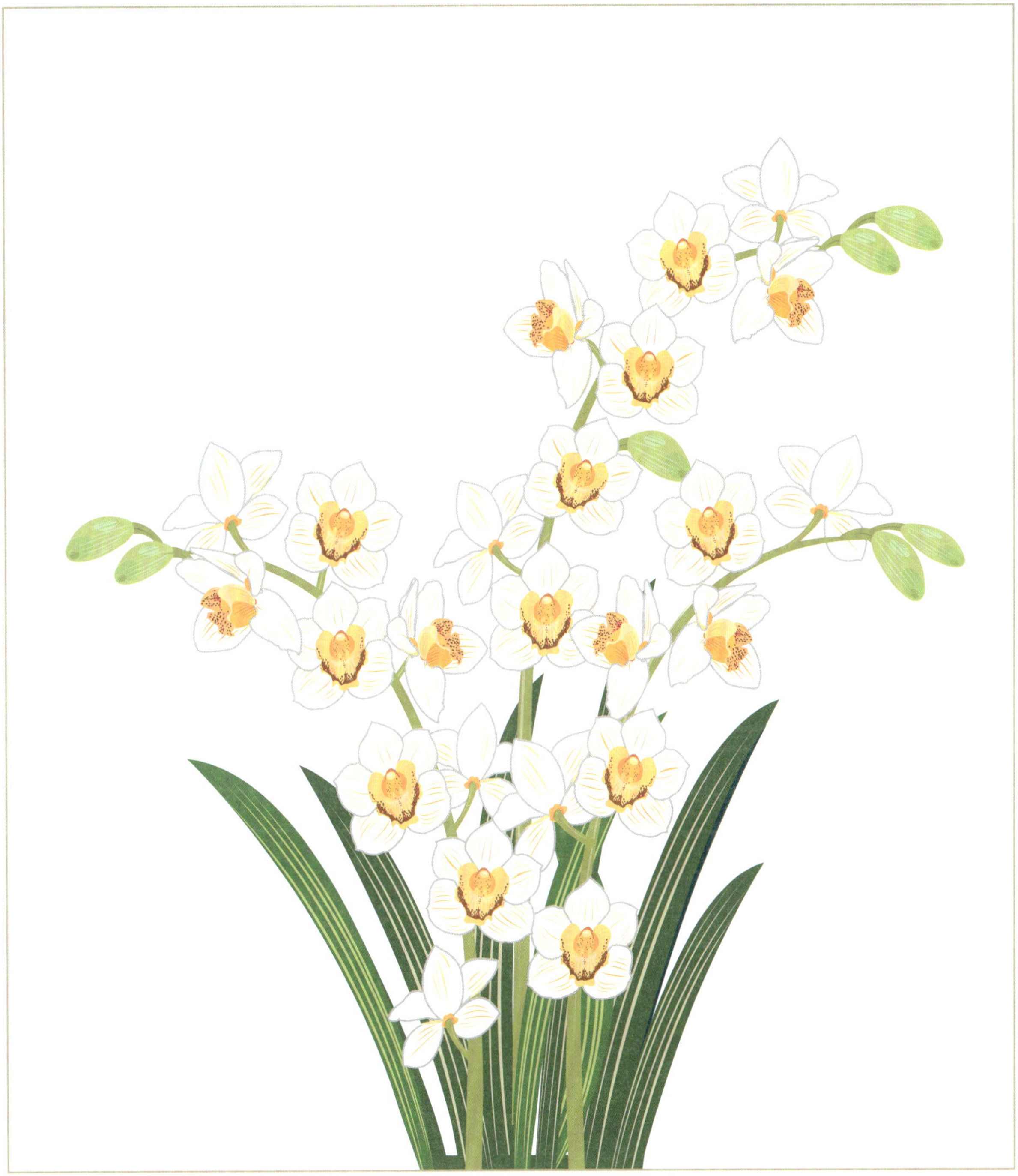

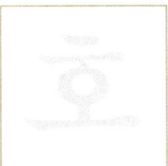 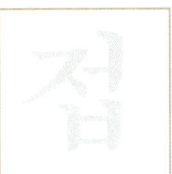 

호 접 란

— 겨울

시클라멘

수줍은 사랑, 내성적 성격

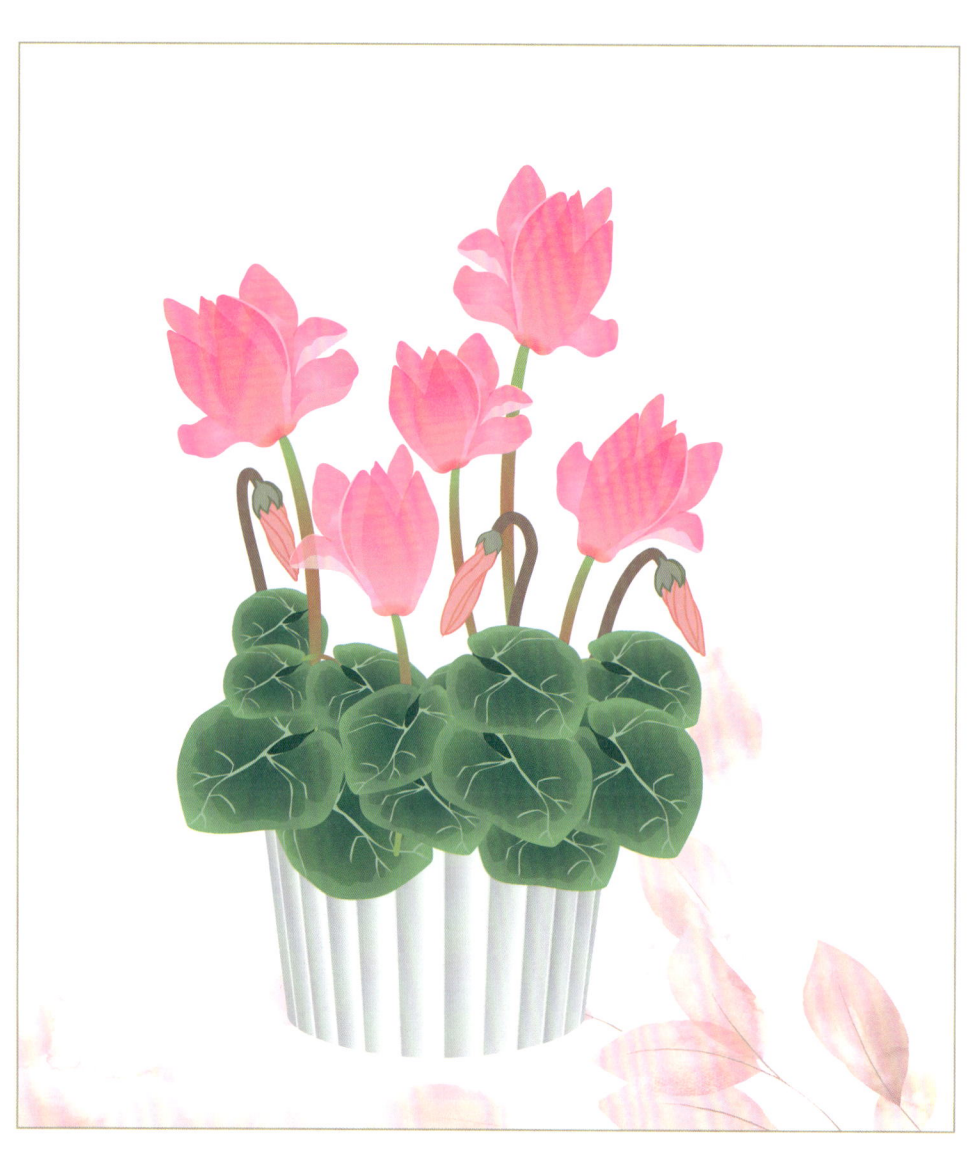

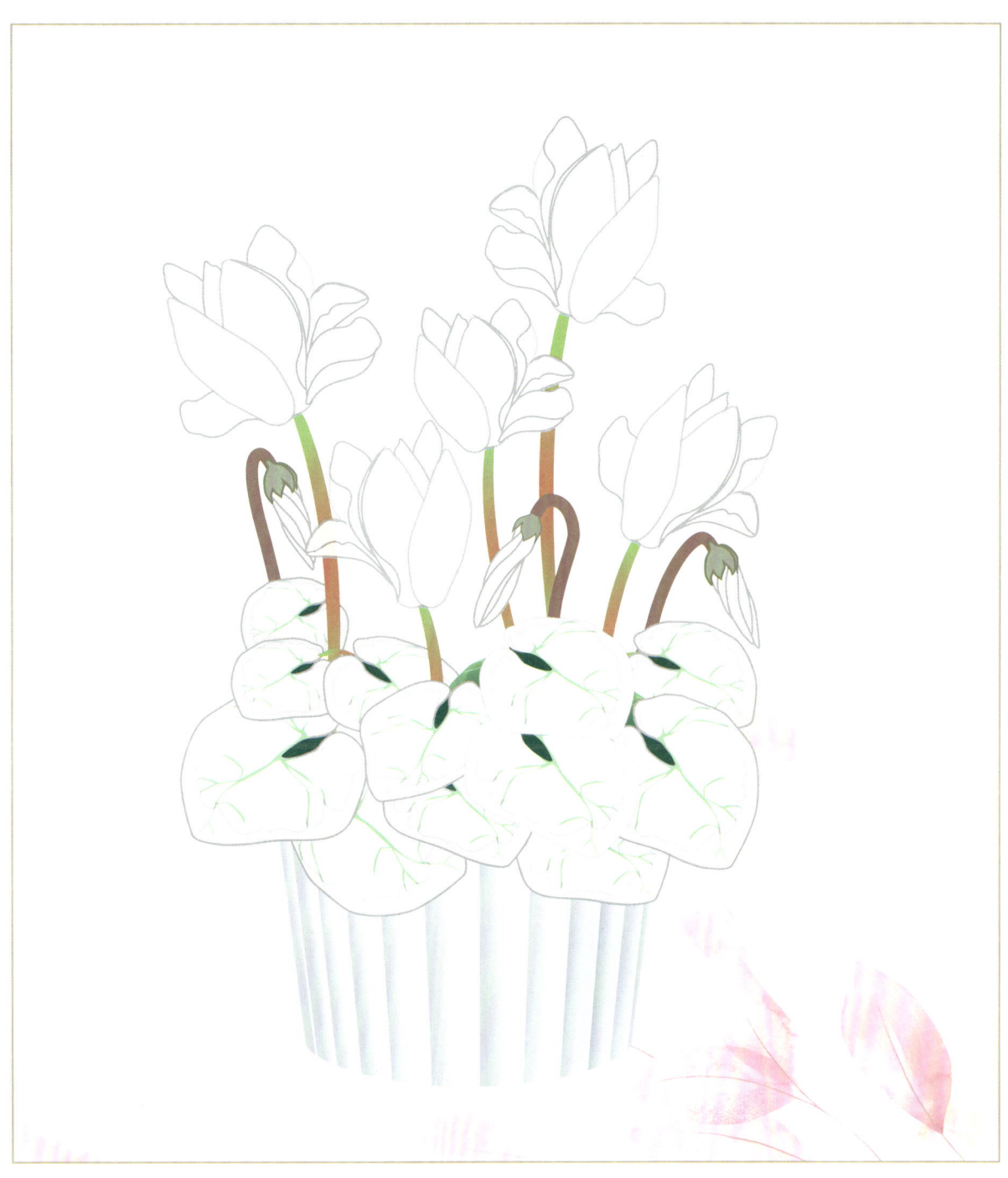

시클라멘

一
겨울

복수초

영원한 행복, 슬픈 추억

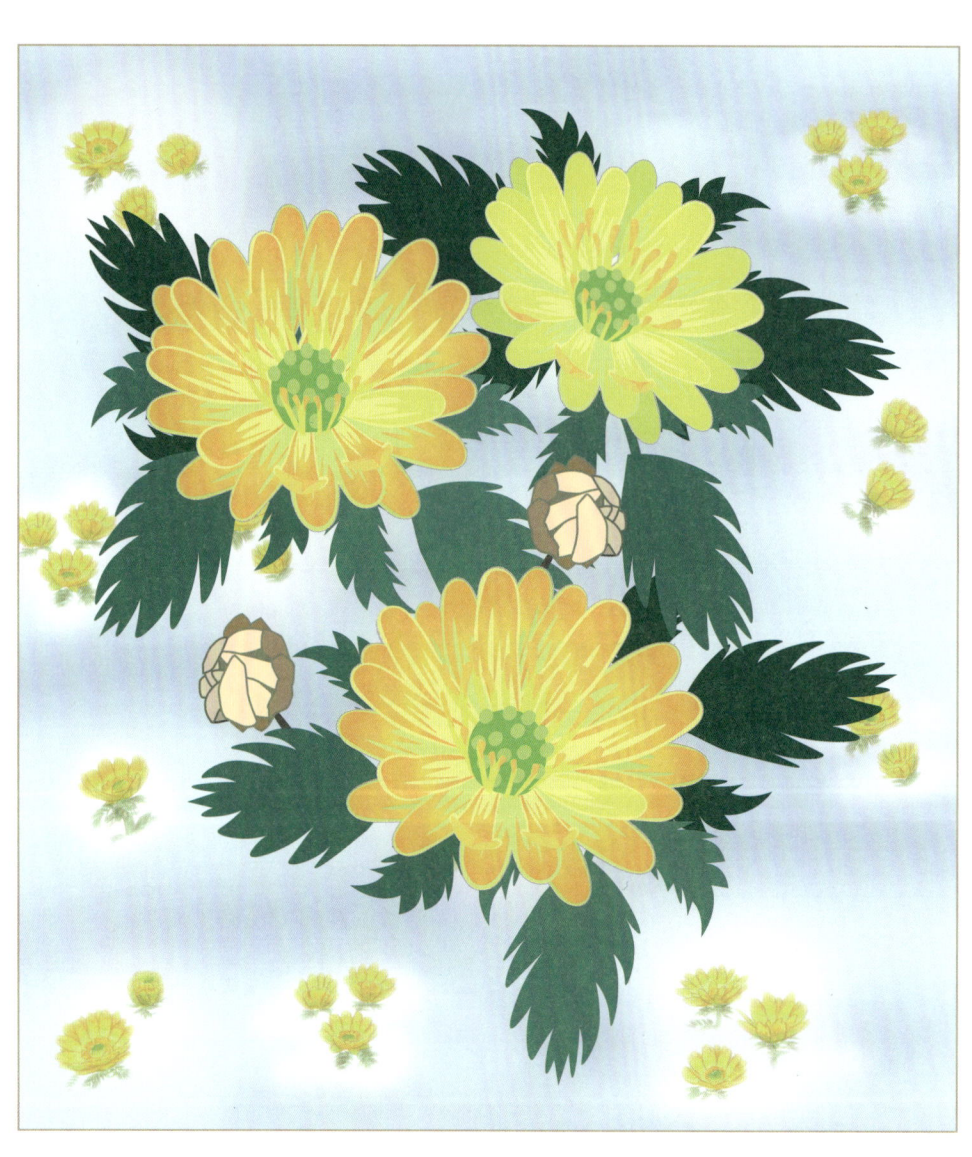

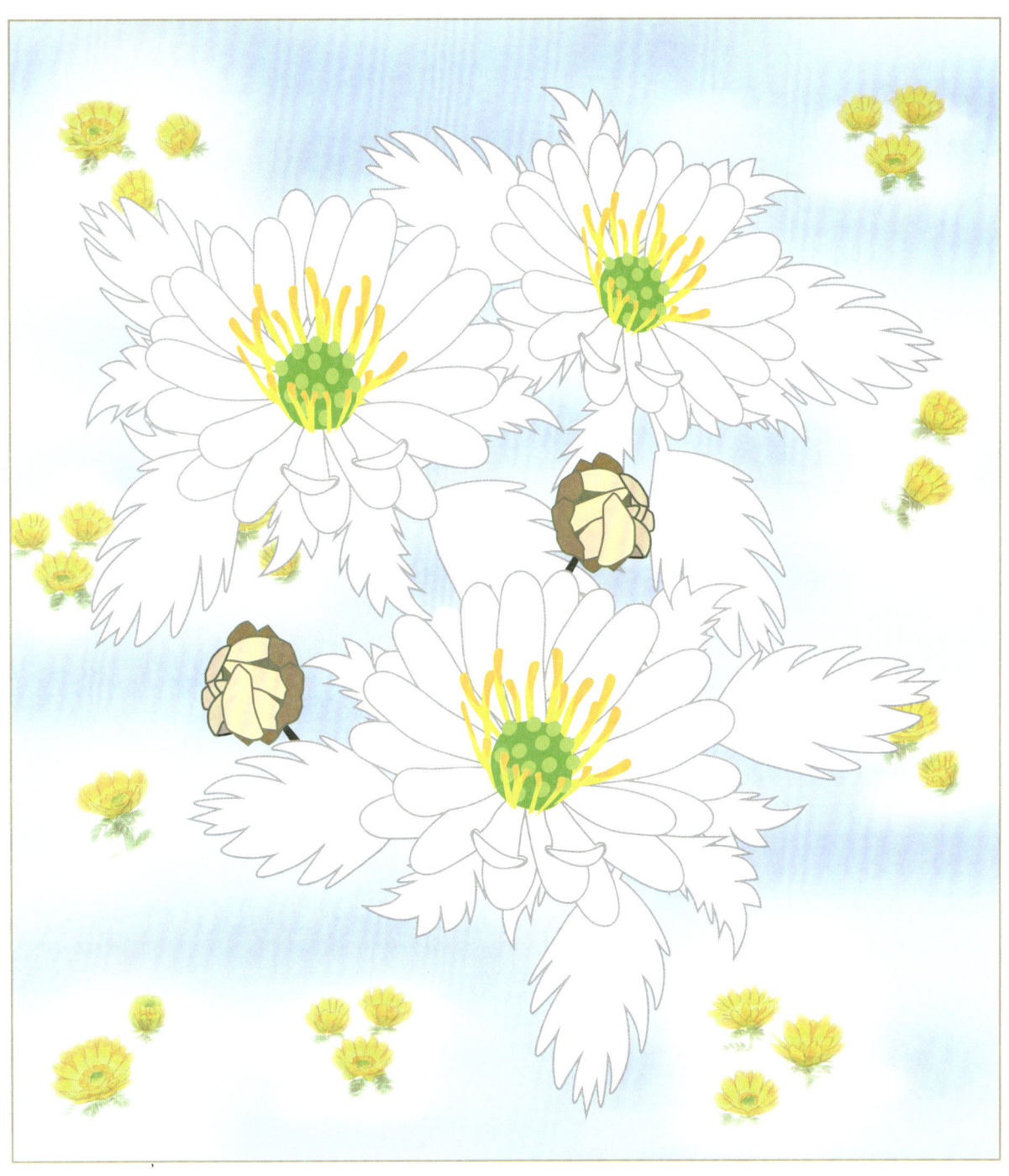

복 수 초

― 겨울

포인세티아

뜨거운 마음으로 축복하다, 행운을 빌다

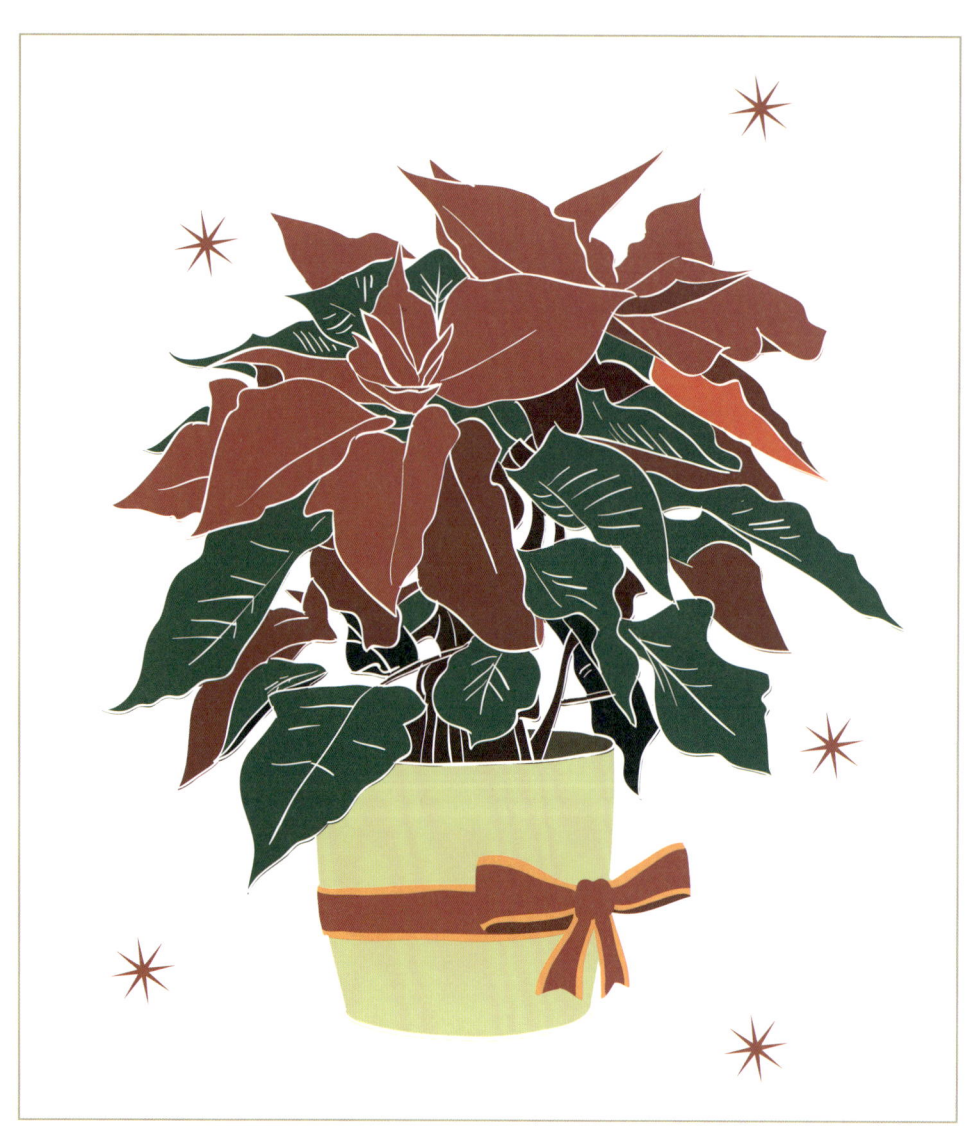

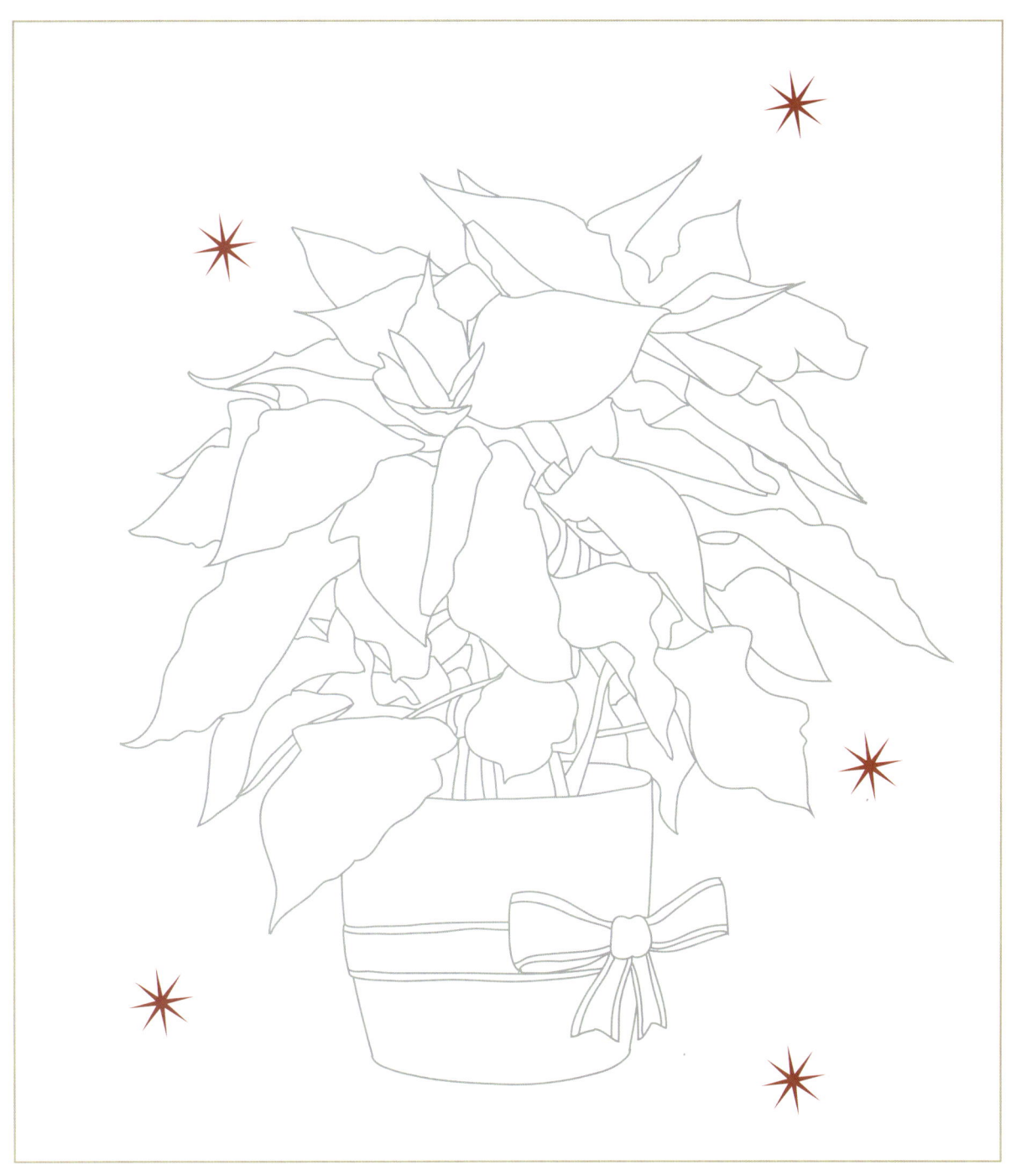

포 인 세 티 아

사용 그림   내지·표지 Designed/Image by freepik, 정위현

하루 한 장 치매 예방과 뇌 건강을 위한 작은 습관
사계절 예쁜 꽃 시니어 컬러링북

1판 1쇄 펴냄 2025년 7월 10일

지은이 WG Contents Group

펴낸곳 ㈜북핀
등록   제2021-000086호(2021. 11. 9)
주소   경기도 부천시 조마루로385번길 92
전화   032-240-6110 / **팩스**   02-6969-9737

ISBN 979-11-91443-38-7 13650
값   10,000원

이 책은 저작권법에 따라 보호받는 저작물이므로 무단전재와 무단복제를 금합니다.
파본이나 잘못 만들어진 책은 구입하신 서점에서 바꾸어 드립니다.

Copyright ⓒ 2025 by WG Contents Group
All rights reserved. No part of this publication may be reproduced, stored in a retrieval system, or transmitted in any form or by any means, without the prior written permission of the publishers.